Simone Isenberg

Mich
gibt es nur mit
MABLE

Simone Isenberg
mit Iris Rinser

Mich gibt es nur mit MABLE

Wie mich mein Hund zurück ins Leben führte

Eine Borderlinerin erzählt

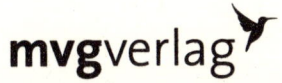

Bibliografische Information der Deutschen Nationalbibliothek
Die Deutsche Nationalbibliothek verzeichnet diese Publikation in der Deutschen Nationalbibliografie. Detaillierte bibliografische Daten sind im Internet über http://dnb.d-nb.de abrufbar.

Für Fragen und Anregungen:
info@mvg-verlag.de

Wichtiger Hinweis
Ausschließlich zum Zweck der besseren Lesbarkeit wurde auf eine genderspezifische Schreibweise sowie eine Mehrfachbezeichnung verzichtet. Alle personenbezogenen Bezeichnungen sind somit geschlechtsneutral zu verstehen.

Triggerwarnung
In diesem Buch werden sexualisierte Gewalt, Essstörung und Selbstverletzung thematisiert.

Originalausgabe
1. Auflage 2021
© 2021 by mvg Verlag, ein Imprint der Münchner Verlagsgruppe GmbH
Türkenstraße 89
80799 München
Tel.: 089 651285-0
Fax: 089 652096

Alle Rechte, insbesondere das Recht der Vervielfältigung und Verbreitung sowie der Übersetzung, vorbehalten. Kein Teil des Werkes darf in irgendeiner Form (durch Fotokopie, Mikrofilm oder ein anderes Verfahren) ohne schriftliche Genehmigung des Verlages reproduziert oder unter Verwendung elektronischer Systeme gespeichert, verarbeitet, vervielfältigt oder verbreitet werden.

Umschlaggestaltung: Sonja Vallant
Umschlagabbildung: Cedric Blomberg
Satz: Christiane Schuster | www.kapazunder.de
Druck: CPI books GmbH, Leck
Printed in Germany

ISBN Print 978-3-7474-0349-5
ISBN E-Book (PDF) 978-3-96121-723-6
ISBN E-Book (EPUB, Mobi) 978-3-96121-724-3

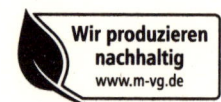

Weitere Informationen zum Verlag finden Sie unter
www.mvg-verlag.de
Beachten Sie auch unsere weiteren Verlage unter www.m-vg.de

Meinen Hunden,
weil sie mich jeden Tag dankbar sein lassen dafür,
dass ich lebe.

Inhalt

Vorwort von Martin Rütter 9

Wie Hunde heilen 13

Mich gibt es nur mit Mable 21

Das Mimöschen 27

Wo ist der Fehler? 31

Meine erste Liebe, mein erstes Entsetzen 43

Nur Schneiden hilft 55

Rollenvorbilder 65

Nähe und Distanz 77

Hilfe gibt es nicht 85

Die totale Kontrolle 91

Ich falle auf 101

Bis der Körper streikt 111

Gar nichts mehr fühlen ist schlimmer, als zu viel fühlen 117

Fort 123

Lektionen fürs Leben 139

Die Dämonen kehren zurück 155

Zurück im Leben? 171

Candy verändert mein Leben 181

Ich steige aus 195

Mein kunterbuntes neues Hundetrainerleben 201

Der Spieß wird umgedreht 209

Es geht heim 227

Mable 237

Danksagung 251

Über die Autorinnen 253

Vorwort von Martin Rütter

Jeder von uns sollte das Gefühl kennen, eine Begegnung mit einem Menschen gehabt zu haben, der einen besonders beeindruckt, emotional bewegt und fasziniert hat. Hatten Sie eine solche Begegnung? Ja? Ich gratuliere, halten Sie diese Gefühle, diese prägende Gedanken an diesen Menschen fest und machen Sie sich immer wieder klar, wie groß das Privileg ist, einem solchen Menschen begegnet zu sein.

Ich selber hatte das große Glück mehrere Begegnungen dieser Art gehabt haben zu dürfen. Ich habe einige Menschen getroffen, die für mich persönlich echte Gamechanger waren.

Einer dieser Menschen wird Ihnen in diesem Buch begegnen. Sie werden nicht einfach nur die spannende, hochemotionale Geschichte der Autorin lesen, Sie werden sie fühlen und eine sehr persönliche und echte Begegnung erleben. Haben Sie keine Angst davor. Lassen Sie sich nicht abschrecken vor einer vermeidlich schweren Lebensgeschichte. Haben Sie Mut.

Um einem Menschen zu begegnen, der einen wirklich packt und einen selber weiterbringt, dazu gehört auch eine kleine Portion eigener Mut.

Ich wünsche Ihnen beim Lesen eine spannende, intensive Zeit mit sich selbst und mit Simone.

Viel Spaß dabei.

Martin Rütter

Wie Hunde heilen

Ich bin Simone, 52 Jahre alt, Borderlinerin. Ich war essgestört, gefühlsgestört, autoaggressiv und depressiv. Borderlinerin bin ich noch immer, Borderline ist eine Persönlichkeitsstörung, die man nicht wirklich loswird, aber mittlerweile führe ich ein normales Leben, zumindest ist es das für mich. Die Krankheit hat mich nicht mehr im Griff, und das habe ich im Wesentlichen meiner Golden-Retriever-Dame Mable zu verdanken. Es mag sich komisch anhören, aber Mable hat mich geheilt. Natürlich hat sie das nicht bewusst getan. Sie ist mehr ein Gefühlskatalysator und bringt mich dazu, mich selbst zu reflektieren, mich selbst besser zu erkennen. Darin ist sie eine Meisterin. Hunde können für uns Menschen diese Fähigkeit haben, wenn wir uns mit ganzem Herzen auf sie einlassen. Wenn wir es zulassen, dass sie uns nahekommen. Das merke ich tagtäglich bei der Arbeit in meiner Hundeschule.

Es gab außer Mable noch einen besonders wichtigen Hund in meinem Leben. Er war es, der diesen Prozess angestoßen hat. Und zwar in einem Moment, in dem ich ganz unten war.

In dem es scheinbar nicht mehr weiterging. Das war der Moment, in dem meine Hunde-Heilung begann.

An diesen Tag im Winter 1998 erinnere ich mich noch sehr genau: Draußen war es usselig und kalt, ich saß in unserer warmen Wohnung in einem der schönsten Vororte von Köln. Die Wohnung war toll: gemütlich, kreativ, schick. Und neben mir lag unser frisch eingezogener Welpe Candy. Ich war dreißig Jahre alt und hätte der glücklichste Mensch der Welt sein müssen. Ich hatte einen liebevollen Mann, einen erfüllenden Job und nun endlich, endlich auch den lang ersehnten Hund.

Aber ich war nicht glücklich, und daran konnte auch Candy nichts ändern, obwohl ich mir das so gewünscht hatte. Und an diesem Tag war ich erst recht nicht glücklich, sondern verzweifelt. Nein, nicht bloß verzweifelt, sondern mit den Nerven am Ende. Candy war nämlich noch nicht stubenrein, obwohl sie das laut Hundebuch schon nach wenigen Tagen hätte sein müssen. Dort stand, man müsse einfach nur immer nach dem Fressen und Schlafen mit dem Hund rausgehen. Aber das funktionierte bei Candy einfach nicht. Außerdem kam sie nicht zuverlässig zu mir, wenn ich sie rief, und an der Leine zog sie dahin, wo sie hinwollte. Ich saß an diesem Nachmittag wie ein Häufchen Elend auf dem Teppich und heulte Rotz und Wasser.

Kurz zuvor war ich mit Candy draußen gewesen. Ich hatte mich auf einen schönen Spaziergang gefreut. Stattdessen war sie mir ausgebüxt und schnurstracks zu einer fremden Familie hingelaufen, die mit ihren kleinen Kindern unterwegs war. Candy sprang an ihnen hoch und jagte den Kindern eine Heidenangst ein. Wie peinlich! Die Familie schimpfte, meine Entschuldigung konnte sie nicht milder stimmen. Ich sah also einfach zu, dass ich Land gewann, und lief meiner kleinen Fellnase hinterher, um sie wieder einzufangen.

Ich hatte mich in dieser Situation total machtlos gefühlt, und dieses Gefühl brachte mich nun, da ich wieder zu Hause war, an den Rand der Verzweiflung. Immer wieder ging ich das Ereignis in Gedanken durch. Ich bemühte mich so sehr, mit Candy alles richtig zu machen. Ich übte wie verrückt und tat alles, was mein Hundetrainer Martin mir sagte. Trotzdem klappte es nicht so, wie ich es mir wünschte. Für mich war das eine Katastrophe. Ich war fix und fertig.

Für Borderliner ist es typisch, von Situationen komplett aus der Bahn geworfen zu werden, die andere Menschen vielleicht als »ärgerlich« oder »unangenehm« bezeichnen, dann aber auch schnell wieder vergessen würden. Schon seit ich denken kann, hauen mich kleinste Situationen um: Jemand war schlecht gelaunt und frustriert – und ich hatte das Gefühl, an allem schuld zu sein. Ein Mensch war traurig oder einsam – sofort war ich es auch und litt mit. Ich bekam eine Auseinandersetzung mit, die mit mir gar nichts zu tun hatte – ich war felsenfest davon überzeugt, dass hier jemand ungerecht behandelt wurde, und konnte mich auf nichts anderes mehr konzentrieren. Ein ungeduldiges Wort an mich, der Hauch einer Kritik – ich war am Boden zerstört und zerstörte mich anschließend selbst. Ich sah einen überfahrenen Igel – und er ging mir den ganzen Tag nicht mehr aus dem Kopf, meine Stimmung war im Keller.

So war es auch nun wieder. Ich hatte keine Grenzen nach außen, keinen Schutz. Jegliche negative Energie ging mir durch und durch, fraß sich in meine Seele und tat unendlich weh. So weh, dass ich mir Rasierklingen holen und meine Haut zerschneiden musste. Ich hatte nie gelernt, mit überwältigenden Gefühlen umzugehen. Meine Emotionen machten mir wahnsinnige Angst, denn es waren so viele. Sie waren so intensiv. Manchmal zu extrem. Ich konnte sie nicht aushalten und brauchte deswegen eine Möglichkeit, diesen irrsinnigen Druck abzulassen.

Schon als kleines Kind hatte ich entdeckt: Wenn ich mir selbst wehtue, geht es mir besser. Als Jugendliche perfektionierte ich meine Autoaggression dann sozusagen, ich wurde über die Zeit Profi im Benutzen von allen möglichen Schneidewerkzeugen an meiner Haut. Nun, mit Anfang dreißig, spulte ich das volle Programm ab: meine Arme, meine Beine, meine Füße, mein Bauch – sie alle wurden malträtiert. Und so verrückt es für manche Menschen klingen mag: Ich tat das nicht gegen mich, sondern für mich. Denn hätte ich DAS nicht tun können, wäre ich geplatzt.

Zudem war ich in dieser Lebensphase essgestört. Ich hatte Angst vor Essen: Es machte dick, es könnte ungesund sein – und so gut ich mich mit Schneidewerkzeugen auskannte, so wenig wusste ich darüber, wie viel Essen für mich richtig oder falsch ist. Ich hatte kein natürliches Sättigungsgefühl. Schon als Kind beobachtete ich beispielsweise beim Abendbrot, was »man« so isst. Also: Zwei Scheiben Brot am Abend schienen »normal« zu sein. Na, dann machte ich das auch mal. Satt war ich danach nicht. Es hatte sich in mir einfach nichts verändert.

Und als ob das alles nicht schon genug gewesen wäre, war ich in dieser ersten Zeit mit Candy auch noch depressiv. Die Depressionen waren das Schlimmste von allem. Ich fühlte mich wie tot, obwohl ich noch lebte. Ganz egal, ob positive oder negative Gefühle, ich konnte sie nicht spüren, es gelang mir einfach nicht, sie zu greifen.

Obwohl ich mit Dietmar zu jener Zeit einen unglaublich lieben Mann an meiner Seite hatte, machten mich die Depression und die Borderline-Krankheit einsam. Einsamkeit ist ein Gefühl, das mich immer begleitete, auch wenn ich unter Menschen war.

Ich war noch jung und hatte schon so viel durchgemacht, dass es für mehrere Leben gereicht hätte. Einer der wenigen Lichtblicke in meinem Leben war mein Welpe Candy. Ich hatte mich so gefreut, dass dieser Wunsch Wirklichkeit geworden war, und nun diese Katastrophe. Überhaupt nichts haute hin. Dabei hatte ich so große Hoffnung in Candy gesetzt, ich hatte gedacht, mit dem Einzug eines Welpen würde es mir besser gehen. Ich dachte, nun könnte ich endlich leben, frei sein. Frei von meinen Ängsten, frei von diesen rabenschwarzen Gedanken, die mich täglich quälten. Ich hatte mir vorgestellt, dass ich nach all der Zeit fröhlich und unbeschwert sein könnte, denn – so malte ich es mir aus – jetzt würde ich eine echte, wichtige Aufgabe haben und mein Leben einen echten Sinn. Aber stattdessen kam alles ganz anders. Alles brach auf einmal hervor, als hätte ich meine Symptome schmählich vernachlässigt und nun würden sie alle gleichzeitig meine Aufmerksamkeit fordern.

Als ich Candy bekommen hatte, war ich gleich Feuer und Flamme gewesen und so sehr in sie verliebt! Sie war zuckersüß, kess, fröhlich – einfach nur wunderbar. Und alles, was ich konnte, war, mich über mich selbst zu ärgern, weil ich in meinen Augen mal wieder nichts hinkriegte. Meine Gedanken kreisten in diesem Moment, als ich neben ihr auf dem Teppich saß, nur noch darum, wie schlecht ich doch war. Der Haushalt lag brach, überall waren Dinge verstreut, und in der Küche herrschte komplettes Chaos. Ich war einfach ein Nichtsnutz. Dass Dietmar mich überhaupt geheiratet hatte, grenzte an ein Wunder. Ich hasste mich für all meine Schwächen, für meine Unfähigkeit, und ich schämte mich fürchterlich für mich selbst. Ich war verzweifelt, ich weinte, ich schluchzte, ich wusste nicht weiter. Und so stand ich auf und holte wieder einmal meine Rasierklingen hervor. Ließ das Blut fließen, damit ich endlich etwas entspannen konnte.

Als ich so dasaß, während Candy friedlich vor sich hinschlummerte, gab ich all meine Hoffnungen auf, überhaupt jemals ein sorgenfreies und zufriedenes Leben zu führen. Noch weniger konnte ich ahnen, dass diese freche Hündin einen entscheidenden Beitrag dazu leisten würde. Ich glaubte, dazu verdammt zu sein, jeden Tag als eine große, schwere Qual erleben zu müssen. Ich war mir sicher, dass sich das niemals ändern würde.

Es war mir schon immer klar gewesen, dass ich niemals Mutter werden würde, das könnte ich keinem Kind antun. Aber einen Hund, den hatte ich mir zugetraut. Weil ich einfach keine Ahnung davon gehabt hatte, was da auf mich zukommen würde. Dank meiner Naivität hatte ich nun einen Welpen. Ich hatte mir geschworen, dass ich Candy nie wieder abgeben würde. Ich würde eine Löwenmama sein, ein Hundeleben lang. Nur wie, das war mir in diesem Moment ein Rätsel. Ich verstand Candy nicht. Ich hatte mir vorgestellt, dass wir tolle gemeinsame Spaziergänge unternehmen würden. Einfach so. Dass Candy top auf mich hören würde und immer bei mir sein wollte. Einfach, weil sie MEIN Hund war. Über das Wie hatte ich mir gar keine großen Gedanken gemacht. Klar, Hundetraining bei Martin. Ich hatte wirklich geglaubt, das genügt. Aber das genügte bei Weitem nicht. Erst viel später erkannte ich, dass so viel mehr dazugehört, einen Hund wirklich zu verstehen. Seine Sprache lernen, seine Denkweise begreifen, Lerntheorien, Disziplin, Klarheit, Struktur …

Gut, dass man vorher nie weiß, was einen alles erwartet. Sonst hätte ich vermutlich niemals gewagt, einen Hund in mein Leben zu holen und wäre niemals da gelandet, wo ich heute bin. Ich wollte einfach nur jemanden an meiner Seite haben, der mir meine Einsamkeit nimmt. Ich bekam aber noch viele Boni obendrauf. Die hatte ich gar nicht bestellt, und sie waren zunächst auch nicht erwünscht. Aber sie waren gut. Richtig gut. Sie waren meine Wegweiser in die richtige Richtung. Doch bis dahin verging leider noch sehr viel Zeit, und ich bin einfach kein geduldiger Mensch, zu jenem Zeitpunkt war ich das erst recht nicht. Ich konnte mir einfach nicht vorstellen, dass sich meine Situation mit Candy noch drehen konnte.

Zum Glück kam dann doch alles ganz anders. Und davon erzähle ich dir in diesem Buch. Es gibt immer eine Chance, es gibt Wege, sich selbst von einer niederschmetternden Diagnose zu verabschieden, depressive Gedanken loszulassen, den Rasierklingen ade zu sagen, die mein tägliches Überleben erst ermöglicht haben.

Mich gibt es nur mit Mable

Heute liegt jeden Morgen, wenn ich aufwache, mein Mablechen bei mir. Und schwups, egal, wie wild ich geträumt habe, in diesem Moment empfinde ich einfach nur Liebe und Dankbarkeit. Dankbarkeit für das liebevollste Wesen an meiner Seite, das man sich nur vorstellen kann. Wie in langen Jahren zuvor Candy, weist auch Mable mir heute den Weg durchs Leben. Mable zeigt mir oft, wie es besser geht: Sie ist fast immer entspannt und nimmt die Dinge, wie sie kommen. Sie ist immer gelassen, und wenn doch mal was passiert, uns beispielsweise ein anderer Hund blöd anmacht, dann geht auch das vorbei. Und weiter geht's. Boah, ist das nicht der Hammer? Daran kann man sich doch nur orientieren, oder? Nie länger aufregen als nötig, gelassen durchs Leben gehen und einfach genießen, was da ist. Diesbezüglich ist sie wirklich mein Vorbild. Ja, mein Hund ist mein Vorbild. Findest du das merkwürdig?

»Hunde sind auch nur Menschen«, hat mein Hundetrainer und Mentor Martin mal mit einem Schmunzeln gesagt. An diesen Satz muss ich immer wieder denken, weil er so wahr ist. Hunde sind Rudeltiere wie wir Menschen. Sie wollen Aufmerksamkeit und Zuneigung. Sie wollen geliebt werden und wichtig sein. Sie wollen bevorzugt werden und ihren Willen durchsetzen. Sie sind lustig und traurig, unsicher und selbstbewusst, und manchmal tun sie auch nur so als ob.

Mable ist die Gelassenheit in Person, aber sie kann auch eifersüchtig sein. Sie ist sogar voll die eifersüchtige Zippe. Aber in Mable-Manier: Wenn ich mit einem anderen Hund kuschle, drängelt sie sich dazwischen und findet, ich sollte wirklich lieber sie streicheln und nicht diesen fremden Kerl. Zur Not fängt sie mit dem anderen Hund ein Spiel an, nur um ihn von mir abzulenken.

Candy, meine Hovawart-Dame, hätte den anderen Hund einfach in die Flucht geschlagen, wenn sie eifersüchtig gewesen wäre. Zum Glück war sie das nicht. Mable würde so etwas niemals tun. Sie ist das sanfteste Wesen, das man sich vorstellen kann. Sie ist jetzt sieben Jahre alt, und in dieser Zeit habe ich kein einziges Mal erlebt, dass sie aus der Haut gefahren wäre. Vor Katzen hat sie regelrecht Angst, und wenn sie von anderen Hunden blöd angemacht wird, ist sie immer konfliktvermeidend.

Hunde haben eine eigene Persönlichkeit – auch wieder so etwas, worin sie uns Menschen sehr ähnlich sind. Natürlich ist ihr Charakter von der Rasse abhängig, und trotzdem sind sie alle verschieden. Nicht jeder Hovawart ist wie Candy, nicht jeder Golden Retriever ist wie Mable. Eben wie wir Menschen auch. Ich komme beispielsweise aus Gütersloh, das liegt in Westfalen. Die Westfalen sind stur, zurückhaltend, nicht gerade Partylöwen – so sagt man zumindest. Viele Westfalen sind auch tatsächlich so, aber nicht alle. Viele Hovawarte sind misstrauisch gegenüber Fremden, aber eben nicht alle. Viele Golden Retriever sind freundlich, aber nicht alle.

Ich habe in meinem Leben viele Menschen kennengelernt und viele Hunde. Jeder Mensch, der in dein Leben tritt, lehrt dich etwas. Er ist dein Vorbild oder auch dein Spiegel. Du regst dich über ihn auf, weil er dich an etwas erinnert, das du vergessen hast oder nicht wahrhaben möchtest. Er ist dir ein Vorbild, manchmal ein abschreckendes Beispiel. Aber die Menschen, die auf irgendeine Art dein Herz berühren, verlassen dein Leben niemals, ohne irgendetwas in dir bewirkt zu haben. Und das geht mir mit Hunden ganz genauso. Vielleicht ist es mit Hunden noch intensiver, denn ich kann mich auf sie viel besser einlassen als auf Menschen. Ich lese Hunde, wie andere Menschen Menschen lesen. Ich sehe einen Hund, und ich sehe sofort, wie er ist. Ich kann ihn fühlen. Mit Menschen tue ich mich da eher schwer.

Wenn ich ein Tier in mein Leben hole, ist es irgendwie in mir. Es ist für mich immer eine ganz tiefe Beziehung. Ich bin früher geritten, hatte Isländer. Seit ich sie nicht mehr habe, habe ich nie wieder auf einem Pferd gesessen. Mich interessiert nicht das Reiten an sich, sondern die Beziehung zu den Tieren. Dasselbe gilt für meine Hunde. Ich versuche, sie zu verstehen und unsere Beziehung so zu gestalten, dass es für meine Fellnasen richtig ist. Sie sollen wohlerzogene, entspannte, zufriedene Tiere sein, glückliche Tiere. Ich möchte, dass sie wissen, dass ich für sie da bin. Ich weiß nicht, ob es allen Tier- und Hundebesitzern so geht. Aber mir geht es so, und das war ein großer Teil meiner Rettung. Denn ich wollte auch Candy verstehen damals. Ich wollte, dass sie bei mir glücklich ist. Dass sie sich wohl und sicher fühlt. Und deswegen habe ich mich in das Thema Hundehaltung und Hundeerziehung reingekniet. Candy war schwierig, also habe ich mich noch tiefer reingekniet. Ich bin von mir selbst weggegangen – und mir witzigerweise dadurch nähergekommen.

Durch Candy hat sich meine Welt nicht mehr nur um mich selbst gedreht, und das war ein ganz großer Teil meiner Heilung. Ohne Candy hätte ich keinen Grund gehabt, mein Borderline-Universum zu verlassen. Ich wäre immer weiter nur um mich selbst gekreist. Ich hätte weiter gelitten, hätte keine neuen Wege und Möglichkeiten gefunden, denn ich hätte keinen neuen Input bekommen.

Hunde konnten mir viel besser dabei helfen, mich zu stabilisieren, denn sie sind viel ehrlicher als Menschen. Mein damaliger Mann Dietmar war mir auch sehr nahe, aber er konnte mir gar nicht helfen, so lieb er auch war. Er hat – unbewusst – mein irrsinniges System unterstützt, so wie viele Menschen das System ihrer kranken Partner unterstützen. Es ist ein Teufelskreis. Bist du der Stärkere in einer Beziehung, möchtest du dem Menschen, den du liebst, helfen. Du möchtest ihn unterstützen und bist deswegen sehr liebevoll. Aber manchmal ist das das Allerfalscheste, was du tun kannst. Candy hat diesen Fehler nicht begangen, denn sie war einfach sie selbst. Sie wusste nichts von meiner psychischen Verfassung, sie kam nicht auf die Idee, meine Merkwürdigkeiten zu unterstützen. Als Hund kann man auch nicht Co-Abhängiger sein. Candy war Candy. Also musste ICH mich verändern. Und das war das Beste, was mir je im Leben passiert ist.

Candy war meine damalige Meisterin. Sie hat mich an meine Grenzen gebracht. Ich bin mit ihr so unglaublich gewachsen, wie ich es selbst nie für möglich gehalten hätte. Mable ist meine jetzige Meisterin. Aber auf einem ganz anderen Niveau. Unsere Beziehung ist eine komplett andere als die mit Candy damals. Sie ist erwachsener, gelassener. Ich handle nicht mehr aus einer Bedürftigkeit heraus. Jetzt kann ich wirklich die Mentorin sein, die ich immer sein wollte. Es ist ein unbeschreiblich schönes Gefühl. Ich weiß, was Mable denkt, ganz ohne Worte. Ich verstehe sie. Ich fühle sie. Obwohl wir nicht mal die gleiche Spezies sind. Ich bin so unglaublich glücklich, Mable an meiner Seite zu haben. Sie hat mich verändert. Mich zu einem anderen Menschen gemacht. Heute weiß ich: Hunde lehren uns so viel. Und manchmal auf eine so feine Art, dass wir es selbst kaum merken.

Die Tatsache, dass ich Mable ausgewählt habe, zeigt mir ebenfalls, dass ich reifer bin als damals. Kennst du auch dieses geflügelte Wort, dass du immer den Partner bekommst, der so ist wie du? Genauso ist es auch mit unseren Hunden, da bin ich mir sicher. Ich brauchte erst eine Candy, um mich zu entwickeln. Ich brauchte es knüppeldicke, um meine Komfortzone zu verlassen. Heute habe ich selbst so viele neue, gute, feine Werkzeuge in meinem Lebenskasten, dass ich nicht mehr den Holzhammer brauche, um mich weiterzuentwickeln. Ein sanftes Wesen an meiner Seite reicht vollkommen aus, um mich immer wieder mal aus meiner Komfortzone herauszujagen. Klingt ein bisschen verrückt, oder? Verrückt und wunderschön. Bereichernd, einzigartig, vollkommen. Wie mein Leben. Und wie das alles anfing, davon erzähle ich dir jetzt.

Das Mimöschen

Ich komme aus einer tollen Familie, ich liebe meine beiden Geschwister und meine inzwischen verstorbenen Eltern. Meine Mutter hieß Gerda und war die liebste Frau, die man sich vorstellen kann. (Vielleicht ist ihr genau das zum Verhängnis geworden.) Ich habe sie innig geliebt. Wie oft habe ich sie über ihre Kindheit im Krieg befragt – und sie hat mir bereitwillig erzählt: vom Hunger, von den Bomben, von der Angst. So kam es, dass wir uns bis zu ihrem Tod sehr zugetan waren. Denn ich wusste: Sie hatte getan, was sie konnte, um mir, ihrer geliebten Tochter, zu helfen. Es war vielleicht nicht immer das Richtige, aber sie hatte ihr Bestes gegeben.

Der Güte meiner Mutter konnte der Krieg nichts anhaben. Sie war die gute Seele ihres Freundeskreises, ich kenne niemanden, der sie nicht mochte. Meine Mutter stiftete immer Frieden, hatte Empathie, konnte zuhören und war meinem Vater gegenüber stets treu und loyal. Ich bewunderte sie so sehr und übernahm wohl unbewusst viele Muster, die weder für sie noch später für mich gesund waren. Meine Mutter gab in ihrem Leben viel, nahm aber wenig. Ich denke, daran ist sie am Ende zerbrochen.

Auch die Kindheit meines Vaters war stark vom Krieg geprägt. Zudem war sein Vater Alkoholiker gewesen und hatte seine Mutter regelmäßig geschlagen. Schon früh übernahm er als Ältester für sich und seine fünf Brüder die Verantwortung. Nach dem Krieg lernte er Maurer, und er war fest entschlossen, es zu etwas zu bringen und es seinen eigenen Kindern an nichts fehlen zu lassen.

Ich durfte nahezu immer alles machen, was ich wollte. Ich wollte Voltigieren, durfte ich. Ich wollte Akkordeon spielen, durfte ich. Auch Volleyball und Ferien auf einem Ponyhof, ich war überall dabei, kein Problem. Es war meinem Papa sehr wichtig, dass wir drei Kinder alles hatten, was wir brauchten – zumindest im materiellen Sinne. Bald bekam er die Chance auf einen Bürojob bei Bertelsmann, wo er sich rasch zum Abteilungsleiter hocharbeitete. Nebenbei verkaufte er Versicherungen und in seiner knapp bemessenen Freizeit war er Fußballtrainer. Er war so fleißig, um seine Familie zu ernähren. Damit es uns allen gut ging. Als Jugendliche konnte ich das nicht sehen. Da nahm ich nur seine Ignoranz wahr und seine hohen Ansprüche an uns. Für Letzteres bin ich ihm allerdings heute sehr dankbar. Ich musste nie Not leiden. Geld war nie ein Thema für mich, das mir Angst gemacht hätte.

Im Vergleich zu meinen Eltern hatte ich objektiv betrachtet eine rosige Kindheit. Es gab so viele tolle Dinge, das Leben ist ja fast nie nur schwarz oder weiß. Und trotzdem war relativ schnell klar, dass da noch etwas anderes ist. Dass ich nicht so klarkam wie andere Kinder. Denn mit acht Jahren nahm ich diese verflixten Scherben und zerschnitt mein Gesicht. In meiner Jugend waren meine Arme ständig voller Blut, dicker Krusten und Narben. Trotz dieser scheinbaren Bilderbuchkindheit wurde ich magersüchtig und depressiv und bekam die Diagnose »Borderline«. Aber das kam alles erst viel später.

Als ich klein war, war ich für alle nur der Sonnenschein. »Als kleines Kind wollten dich alle ständig auf dem Arm haben«, erzählte meine Schwester Andrea mir mal. »Weil du immer gestrahlt hast.« Aber ich war auch immer schon das Mimöschen. Ich war sensibler als andere Kinder und litt immer darunter, wenn etwas Unvorhergesehenes oder Schreckliches passierte. Manchmal denke ich, es hat sich alles unbemerkt in mich eingegraben.

Meine Geschwister konnten Verletzungen besser wegstecken und Negatives schneller vergessen. Bis heute habe ich engen Kontakt zu meinen Geschwistern. Sie sind mit denselben Eltern aufgewachsen und haben trotzdem alles ganz anders erlebt als ich. Meine Schwester Andrea ist acht Jahre älter als ich, mein Bruder Jörg sogar zwölf. Im Gegensatz zu mir erinnert Andrea sich kaum noch an ihre Kindheit und Jugend. Sie war in vielerlei Hinsicht mein Vorbild, ohne dass mir das bewusst war. Dennoch könnten unsere Leben nicht verschiedener sein. Ich habe immer schon Dinge anders wahrgenommen. Meine Antennen waren meist auf die Emotionen meines Gegenübers gerichtet. Ich hatte für jeden Verständnis und Mitgefühl. Das machte es mir sehr schwer, für mich selber einzustehen, weil ich den Bedürfnissen der anderen unbedingt gerecht werden wollte.

Andrea dagegen war viel mehr sie selbst. Wenn sie sauer war, konnte das jeder auf fünfzig Meter sehen und ging in Deckung. Ich glaube, dass ihre Art viel gesünder war als meine. Sie ließ ihre Wut raus. Dazu war ich nicht in der Lage. »Es gab mal einen Jungen, der mich total beleidigt hat. Den hab ich einfach in den Bauch geboxt. Der hat sich nie wieder getraut«, erzählte Andrea mal bei einem Gespräch über unsere Kindheit. Sie konnte sich wehren. Ich dagegen war viel zu vorsichtig.

Da war zum Beispiel die Sache mit Axel. Ich ging mit ihm auf die Grundschule, und er radelte oft mit mir gemeinsam nach Hause, denn er wohnte nur ein paar Häuser weiter. Doch wenn keiner guckte, drängte er mich Richtung Graben. Er drängte mich so weit ab, dass ich vom Rad springen musste. Oder er befahl mir, dass ich den Rest des Heimwegs zu Fuß gehen sollte. Ich hatte so elende Angst vor ihm. Viele Tage und Wochen kam ich weinend nach Hause. Ich wusste nicht, wie ich mich wehren oder wie ich aus der Nummer rauskommen sollte. Da Axel mir verboten hatte, irgendjemandem davon zu erzählen, sagte ich nichts und litt im Stillen. Meine Mutter merkte es trotzdem, und als sie mich darauf ansprach, hatte ich zum Glück genug Vertrauen, um ihr die Wahrheit zu erzählen. Danach hörte Axel damit auf.

Wo ist der Fehler?

Lange Zeit hatte ich meine Kindheit nur schön in Erinnerung, das ist das Merkwürdige an meiner Geschichte. Das Schlimmste, an das ich mich erinnern konnte, war der Nachbarshund: ein Boxer, der mich umgerannt und mir Angst gemacht hatte. Und dass unser Wellensittich Pucki gestorben ist, weil er Gift gefressen hatte. Mit Pucki habe ich schon als Baby gemeinsam gebadet: ich in der Spüle und er daneben im Seifenschälchen. Als er starb, war ich noch sehr klein, aber ich begriff, dass er nie wieder mit mir baden, nie wieder bei mir sein würde. Und ich weinte sehr lange.

Ich habe lange gebraucht, um meine Vergangenheit aufzuarbeiten, wie man so schön sagt. Weil ich einfach nie das Gefühl hatte, dass da etwas war, das zu meiner Krankheit beigetragen haben könnte. Bis heute weiß ich nicht, ob da vielleicht etwas ist, das mein Gehirn einfach »gestrichen« hat. Ich erinnere mich an ein paar Vorkommnisse, aber sie sind entweder nicht negativ behaftet oder nur sehr schemenhaft in meiner Erinnerung.

Einmal, ich muss etwa zehn Jahre alt gewesen sein, war ich zu Besuch bei den Großeltern einer Freundin. Eine Woche lang Urlaub auf dem Land. Eines Tages folgte mir der Opa in den Keller, wo wir Kinder unser Schlafzimmer hatten. Er griff mir unter meine Latzhose an den gerade entstehenden Busen. Ich konnte mich rauswinden und vermied es von diesem Moment an, mit ihm alleine zu sein. Auch meine Freundin wand oder drehte sich ständig vor ihm weg. Wir haben da nie darüber geredet. Machen das kleine Mädchen? Über »so etwas« miteinander reden? Wir haben es jedenfalls nicht gemacht, aber uns beiden war klar, dass das nicht okay war. Ich wollte nicht angefasst werden und von einem fremden Opa schon gar nicht.

Ich weiß nicht mehr genau, ob und wie ich mit meiner Mama darüber gesprochen habe. Aber sie muss es wohl mitbekommen haben, denn als Jugendliche – als ich bereits in Therapie war – wollte ich mehr darüber wissen: »Mutti, sag mal, hast du eigentlich mit Frau M. damals darüber gesprochen?«

»Nee, habe ich nicht. Ich habe lange darüber nachgedacht, mich dann aber dagegen entschieden. Es war ja klar, dass du dort nie wieder hinfährst. Und so habe ich die Angelegenheit als erledigt betrachtet.« So ihre Antwort.

Ich bin mir ziemlich sicher, dass es eine Ausrede war, aber ich habe auch Verständnis für die Entscheidung meiner Mutter. Sie war damals mit der Mutter meiner Freundin sehr eng befreundet, und ich denke, dass sie unsicher war und keinen Staub aufwirbeln wollte. Immerhin handelte es sich um ein sehr sensibles Thema.

Ich habe es meiner Mama nie verübelt, dass sie nichts weiter unternommen hat, aber wenn ich das jetzt so schreibe, fällt mir auf, wie groß dieses Thema ist und wie weitreichend. Mir fällt auf, dass es keineswegs eine Lappalie, sondern eine übergriffige Situation war. Und genau das ist vielleicht schon ein Vorbote für das Thema Borderline: unangenehme Gefühle unterdrücken, sie nicht zulassen, bis sie mich dann doch einholen. Ich erinnere mich an einen Satz aus dem Gutachten einer Therapeutin, bei der ich mit Ende zwanzig war: »Simone erzählt von Übergriffen mit einem Lachen, als würde es sie gar nicht betreffen.« Und ja, das ist richtig. Daher vielleicht mein fataler Irrtum, dass mir das alles gar nichts ausgemacht hat; dass mich negative Erlebnisse gar nicht so beeinflusst haben. Aber da ich so oft einfach gar nichts spürte, war da auch nichts, das ich verarbeiten musste. Dachte ich zumindest. Denn natürlich musste es irgendwann raus. Und dann brauchte ich die Rasierklingen. Damit es durch die Haut herauskonnte.

Erst später, in meinen vielen Therapiesitzungen, konnte ich meine Kindheit neu bewerten. In Teilen war sie unglaublich schön, aber in Teilen eben auch weniger schön. Ich lernte, dass es für Borderliner schwierig ist, mit Gefühlen umzugehen, weil sie so intensiv und verstärkt auf sie einprasseln. Lange Zeit dachte ich, dass mir schreckliche Ereignisse gar nichts ausmachen würden; ich fühlte ja nichts dabei. Aber vielleicht fühlte ich viel zu viel und unterdrückte alles, damit es mich nicht erdrückte? Immer weiter suchte ich nach Gründen, wodurch mein Borderline entstanden sein könnte. Ich wälzte die Vergangenheit, um Antworten zu finden.

Ich suchte immer nach etwas ganz Schrecklichem in meiner Vergangenheit. Nach dem, was man sich unter Borderline so vorstellt, hätte ich mindestens einen Mord miterlebt haben müssen oder jahrelang von jemandem missbraucht worden sein. Borderliner leben in Extremen. Ein paar simple Angrapschungen und Übergriffigkeiten – daraus kann doch kein psychisches Problem entstehen. So wenig, wie ich mich selbst wahr- und ernstnahm, so wenig Verständnis brachte ich für mich selbst auf. Sensibelchen sein, Mimöschen sein – alles falsch. Ich war falsch. Ich erlag dem Trugschluss, dass ich nur dann psychisch krank sein dürfte, wenn ich etwas sehr Schreckliches erlebt hätte. Das, was mir wirklich passiert war, konnte ich nie als »Rechtfertigung« für all meine psychischen Probleme gelten lassen. Wie knallhart ich mit mir war! Wie wenig wertschätzend, wie respektlos!

Ich bin so viele Jahre mit mir selbst so enorm schlecht umgegangen, dass es mir im Nachhinein wahnsinnig leidtut. Wie oft habe ich mich schon bei mir selbst dafür entschuldigt.

Es gab noch ein paar weitere merkwürdige Vorkommnisse in meiner Kindheit und Jugend, von denen ich bis heute nicht sagen kann, ob sie etwas mit meiner Erkrankung zu tun haben oder nicht. Da war zum Beispiel der Mann meiner Cousine. Auch daran erinnere ich mich nur dunkel, aber zu ihm hatte ich wohl eine nicht ganz alltägliche Beziehung. Gerhard und ich hatten ein Geheimnis: Wir liebten uns. Ein komisches Geheimnis zwischen einem erwachsenen, verheirateten Mann und einem Grundschulkind, oder? Ich erinnere mich nicht daran, dass er mich angefasst hätte, wenn ich es nicht wollte. Ich erinnere mich an ausgetauschte Küsse, aber die fand ich damals witzig. Meine Eltern küssten mich ja auch. Wenn man sich liebte, dann küsste man sich eben. Oder? So dachte ich als Kind jedenfalls und empfand unseren

Umgang als ganz normal. Ich erinnere mich aber auch daran, dass mir manchmal übel war, wenn ich dort zu Besuch war.

Ein Tag ist mir noch gut im Gedächtnis geblieben: Ich war etwa zehn Jahre alt und ein paar Tage in den Herbstferien bei meiner Cousine zu Besuch. Am Sonntag kamen meine Eltern, um mich abzuholen, vorher sollte es noch Kuchen geben. Ich lief auf Strümpfen in der Wohnung herum. Als der Kaffeetisch gedeckt wurde, winkte Gerhard mich zu sich: »Kennst du unser Geheimnis noch?«, flüsterte er.

»Klar«, antwortete ich ganz leise und flüsterte ihm ins Ohr: »Wir lieben uns.«

»Ja, genau«, flüsterte er zurück. »Denk dran, es ist unser Geheimnis. Das darf niemand wissen außer uns beiden.«

Das war natürlich Ehrensache. Ein Geheimnis ist Ehrensache zwischen den beiden einzigen Menschen, die das wissen dürfen. Komisch, oder? WENN Gerhard übergriffig gewesen sein sollte, dann weiß ich es nicht mehr. Ich verbinde mit ihm keine unangenehmen Gefühle, keine Ängste, kein Garnichts. Es ist müßig, immer weiter über unser »Geheimnis« nachzudenken. War es gut oder schlecht? Steckte etwas dahinter oder war es nur lieb gemeinte Spielerei? Hatte es Folgen oder nicht? Ich habe irgendwann aufgehört, das zu hinterfragen. Es war, wie es war. Letztendlich war es ein Teil von der Simone heute und somit war es gut, wie es war.

Noch schemenhafter, aber eindringlicher ist eine Erinnerung, bei der ich vermutlich noch kleiner war, vielleicht vier oder fünf Jahre. Ich konnte schon ganz gut Fahrrad fahren und fuhr vor der Haustür Kreise auf unserer Straße. Damals war es dort sehr ländlich. Da kam alle paar Stunden mal ein Radfahrer lang und ab und an mal ein Auto. Ansonsten Ruhe,

Idylle, nette Häuschen. Dann endet meine Erinnerung, und sie setzt erst wieder ein, als ich schluchzend an die Terrassentür hämmerte. Ich schrie und weinte und bollerte, so fest ich konnte, gegen die Terrassentür, denn ich wollte unbedingt rein zu meiner Mutti. Noch heute spüre ich meine grenzenlose Verzweiflung, wenn ich daran zurückdenke. Ein Wunder, dass die Tür nicht kaputtgegangen ist. Sie vibrierte, ich hämmerte immer weiter schluchzend dagegen. Irgendwann hörte ich meine Mutter rufen: »Ja doch, ich komm ja schon.« Sie öffnete die Tür, und ich flog ihr in die Arme. »Kind, was ist denn passiert?«, fragte sie. Ich antwortete, ich sei mit dem Fahrrad gestürzt. Aber in diesem Fall war es keine bewusste Lüge, sondern eine Verzweiflungsantwort. Ich spüre diese Not und Verzweiflung bis heute. Sie durchläuft mich immer noch bis ins Mark, wenn ich daran denke. Ich sagte, ich sei mit dem Rad gestürzt, aber irgendetwas hat dabei nicht gestimmt. Irgendetwas war faul an diesem angeblichen Sturz. Ich erinnere mich auch nicht an einen Sturz. Das macht es so suspekt. Meine Verzweiflung an der Terrassentür war existenziell, das schlimmste Gefühl meiner Kindheit. Kann dieses schlimmste Gefühl durch einen Sturz mit dem Rad ausgelöst worden sein? Auch das weiß ich wieder nicht.

Als ich die Therapien begann und ich mich auf die Spurensuche nach den Ursachen für meine psychische Krankheit begab, habe ich viel mit meiner Mutter gesprochen. Auch über diese Situation sprachen wir. Meine Mutter konnte sich daran gut erinnern. »Du hast geschrien, als wäre der Teufel hinter dir her«, beschrieb sie den Moment, als sie mir die Tür geöffnet hatte. »Ich habe gedacht, es ist wer weiß was Schlimmes passiert. Im ersten Augenblick konnte ich aber nichts Schlimmes entdecken. ›Wo tut es dir denn weh?‹, habe ich dich immer wieder gefragt, und natürlich auch, was passiert sei. Aber du hast immer nur wiederholt, du seist mit dem Rad hingefallen. Du konntest mir aber nicht sagen, wie. Irgendwann hast du dich beruhigt, und ich dachte, nun wäre es wieder gut. Aber dann, als ich einige Tage später Wäsche waschen wollte, fand ich Blut in deiner Unterhose.« Daraufhin überlegten wir gemeinsam, was da passiert sein könnte. Nach unserem Gespräch grübelte ich noch viele Stunden weiter und versuchte mich zu erinnern, aber es wollte mir nur bruchstückhaft gelingen.

Ich erinnerte mich an einen Nachbarn, der mir immer Märchen erzählte, und an dessen Wohnung. Ich erinnerte mich an die Möbel seines Arbeitszimmers. Ich fragte mich, was ein Grundschulkind im Arbeitszimmer des Nachbarn zu suchen hat? Hatte das alles überhaupt etwas mit dem Nachbarn zu tun? War ich wirklich mit dem Rad gestürzt? Oder hatte der Nachbar mich womöglich in seine Wohnung gelockt? Oder hatte jemand ganz anderes etwas damit zu tun? Hatte mein Verstand ein Erlebnis ganz fest verschlossen, um mich zu schützen? Oder gab es gar nichts, wovor ich hätte beschützt werden müssen?

Damals, während meiner Zeit der Spurensuche, wollte ich es unbedingt wissen. Ich glaubte, wenn ich es wüsste, dann könnte ich Ruhe und Frieden finden. Nach dem Motto: »Jetzt verarbeite ich das mal eben und löse es auf, und dann – schwups! – ist alles gut.« Welch naive Vorstellung! Heute bin ich mir nicht sicher, ob ich diese Erinnerung – sofern sie denn wirklich wahr wäre – überhaupt verkraften könnte. Erinnerungen können auch traumatisch sein, das spürte ich unbewusst. Und was hätte es geändert an meinem Leben? Dass ich immer wieder vor Augen habe, wie ein kleines Mädchen, wie ich selbst missbraucht werde? Schon allein bei dem Gedanken daran bekomme ich Gänsehaut vor Entsetzen. Deshalb ließ ich es irgendwann gut sein mit dem Erinnern.

So bleibe ich dabei: Ich hatte eine schöne, behütete Kindheit und viele Erinnerungen, die ich nicht missen möchte. Ich war eine supergute Schülerin in der Grundschule, ich war im Turnverein, und ich spielte bei jeder Gelegenheit mit den Kindern aus unserer Siedlung: Schnitzeljagd, Verstecken, Rollschuh fahren – ich war immer dabei und kam erst nach Hause, wenn die Laternen angingen.

Und obwohl meine Kindheit für mein Gefühl sehr schön war, gibt es ein Ereignis, das mich zweifeln lässt, ob ich das damals genauso empfunden habe. Ich war etwa acht Jahre alt. Die Szene spielte sich dort ab, wo heute Autos über den Gütersloher Ring heizen. Früher war dort nichts. Alte, kaum genutzte Bahnschienen, ein Schotterweg, Büsche und Hügel – und unsere Bude. Meine Freundin Michaela und ich hatten dort ein paar Sträucher zurechtgebogen und als unsere Bude auserkoren. Das war eine coole Nummer. Und besonders cool war auch der Nachbarsjunge André. Hui, den fand ich toll! Sein Lachen und seine schüchterne Art machten ihn für mich sehr anziehend. Ich war immer ganz nervös, wenn ich ihn sah oder wir sogar miteinander sprachen. Und dann kam der Tag, an dem er mit in unsere Bude wollte. Ich war so aufgeregt!

Wir waren zu dritt dort verabredet. Ich brannte für André, ich schwärmte für ihn. Ich fand ihn einfach großartig und wollte seine Aufmerksamkeit. Ich wollte etwas Besonderes für ihn sein. Es war an der Zeit, loszufahren. Ich hatte meinen gelben Trainingsanzug an. Heute muss ich sehr lachen, wenn ich Fotos von uns Mädchen mit diesen ultrahässlichen Trainingsanzügen sehe, aber damals waren die eben total hip. Ich radelte los, immer die Bahnschienen entlang.

Ich schwöre, ich wusste zwei Sekunden vorher nicht, was ich gleich tun würde.

Da lagen Glasscherben auf dem Boden. Alte Scherben, stumpf und bunt und dreckig. Aus einem Impuls heraus hielt ich an, stieg vom Rad und nahm die Scherben hoch.

Ein Bummelzug zockelte an mir vorbei, Vögel zwitscherten in der Sonne. Und dann nahm ich diese stumpfen, dreckigen, bunten Scherben und zerschnitt mir damit mein Gesicht. Ich spürte im ersten Moment nichts. Deshalb schnitt ich kräftiger, drückte die Scherben noch fester in mein Gesicht und genoss das erste brennende Gefühl. Ich strich mit den Fingern über meine Haut, suchte nach Blut. Nichts. Also noch doller und noch doller. Bis es feste brannte und meine Finger Blut vom Gesicht holten. Endlich! Nun konnte ich weiterfahren, es war nicht mehr weit.

Auf einmal bekam ich einen Schreck: Was sollte ich André und Michaela denn erzählen? Keine Ahnung. Warum hatte ich das denn überhaupt gerade getan? Keine Ahnung. Es war ein Impuls gewesen. Er musste ausgeführt werden. Denken und Erkennen kamen erst danach. Und dann war ich da, und die beiden starrten mich an.

»Was hast du denn gemacht?«, fragte André.

Auch Michaela war geschockt: »Was ist passiert?«

»Da war so ein Typ«, log ich. »Der war das.«

»Was für ein Typ?«, hakte André nach.

»Was hat er dir getan?«, fragte Michaela.

Ich überlegte fieberhaft. Wie konnte es sein, dass mein Gesicht voller Schnitte war? Wer sollte das getan haben und vor allem wie? Ich wusste es nicht. Oh Mann, in was hatte ich mich da hineinmanövriert!

»Ach, der wollte mich verprügeln. Hatte einen Stein in der Hand«, log ich. »Ist doch egal«, wiegelte ich ab und schaffte es, die zwei irgendwie abzulenken.

Wir verbrachten einen netten Nachmittag in der Bude – nehme ich zumindest mal an. Denn ich erinnere mich minutiös an den Scherbenmoment und die völlig schiefgelaufene, peinliche Situation danach, aber dann setzt meine Erinnerung aus.

Erst an den Moment, als ich nach Hause kam, erinnere ich mich wieder. Vielleicht weil auch dieser Moment peinlich und unangenehm war. Und verwerflich, denn ich log meine Mutter an.

»Was hast du denn gemacht?«, fragte sie mich sofort.

»Ach nichts, bin hingeflogen«, behauptete ich.

»Das sieht aber gar nicht nach Hinfliegen aus«, erkannte meine Mutter messerscharf.

»Doch, bin ich aber.«

So ging es eine Weile hin und her.

Irgendwann gab meine Mutter auf. »Ich glaube dir zwar nicht, aber wenn du es absolut nicht sagen willst, dann kann ich es nicht ändern.« Mit diesen Worten entließ sie mich aus ihren Fängen, und ich konnte endlich nachsehen, wie ich denn überhaupt aussah.

Ich war enttäuscht: ein paar Schrammen. Es waren einfach nur ein paar verdreckte Schrammen. Mehr nicht. Ich war geschockt, ich weinte, ich war verzweifelt. Es war, als hätte ich versagt. Weil es nur Schrammen waren. Nur popelige Schrammen mit ein bisschen Blut dran. Ich wollte bluten. Richtig bluten. Ich wollte tiefe Wunden haben, die Narben hinterlassen. Ich wollte mitten in meinem Gesicht Narben haben. Stattdessen nur diese blöden Schrammen. Das ist verrückt, ich weiß. Das ist völlig verrückt, aber so war es.

Ich rührte danach viele Jahre lang keine einzige Scherbe mehr an. Erst als ich wieder für einen Jungen brannte und dieser mich VERbrannte, griff ich wieder zu. Ab diesem Zeitpunkt floss dann richtig Blut. Dafür sorgte ich. Aber auch in meiner Jugend und in meinem gesamten Leben als autoaggressive Persönlichkeit war es mir nie genug. Ich war ein Blut-Junkie. Immer mehr. Immer tiefer. Von den Oberarmen bis zu den Fingerspitzen, viele blutende Streifen und Löcher. Aber egal, wie viel ich von mir zerstörte, es war nie genug.

Dieses erste Schneiden als Kind beschäftigte mich auch später in meinen Therapiesitzungen lange. Zunächst fragte ich mich: Wo ist der Fehler in meiner Kindheit? Ich weiß es bis heute nicht, und vermutlich werde ich es nie herausfinden. Irgendwann habe ich meine Fragestellung dann verändert. Lange Zeit herrschte in der Forschung zu Borderline die Theorie vor, dass diese Erkrankung auf ein Trauma in der Kindheit zurückgeht. Dies ging sogar soweit, dass man bei psychisch Erkrankten mit Borderline-Symptomen automatisch von einem sexuellen Missbrauch ausging. Vermutlich hatten auch einige der Therapeuten, denen ich im Laufe der Zeit so begegnete, diese Theorie im Kopf. Und so wurde ich ermutigt, meine Kindheit zu hinterfragen. Heute geht die Forschung davon aus, dass die Ursachen von Borderline gleichermaßen genetisch und entwicklungsbedingt sind. Vielleicht bin ich einfach schon als Borderlinerin zur Welt gekommen. Ich habe mich mit Gefühlen immer schon anders beschäftigt als andere. Und ich schätze, es gab Erlebnisse, die mich nachhaltig verändert haben. Was ich mir auch vorstellen kann: Der Charakter, den man von Geburt an mitbringt und die Ereignisse, die einen im Leben so widerfahren, beeinflussen sich gegenseitig, sodass man gar nicht richtig sagen kann, was zuerst da war: die Krankheit oder ein Trauma?

Meine Kindheit zeigt mir jedenfalls, dass ich wohl schon immer intensivere Gefühle hatte als andere. Und dass ich, das Mimöschen, sensibler war als meine Geschwister. Das einmalige Schneiden als Kind war wohl eher ein Vorbote für das, was da noch kommen sollte, als eine Ursache. Und, was soll ich sagen, es kam dicke.

Meine erste Liebe, mein erstes Entsetzen

Was meine Jugend betrifft, drehen sich meine Erinnerungen um: In Bezug auf die Kindheit überwiegen die schönen Erinnerungen, mit meiner Jugend ist es genau umgekehrt.

Ich war in der Grundschule eine der besten Schülerinnen gewesen und kam aufs Gymnasium. Das bedeutete aber auch, dass die Freundschaft zu Michaela allmählich im Sande verlief, denn sie ging auf eine andere Schule. Anfangs blieb mir noch eine andere Freundin, Eike, aber dann wurde jemand anderes ihre beste Freundin. Ein Mädchen, das ebenso strebsam war wie sie. Ich dagegen fand nun andere Dinge spannend als Lernen. Zum Beispiel die Gedanken und Probleme meiner Mitschülerinnen. Ich schloss schnell neue Freundschaften, mit Simone, Stephanie, Gaby, Anke und einigen mehr. Ich fuhr sie besuchen, wir tranken Tee und fanden uns schon sehr erwachsen. Sie erzählten mir von sich, und ich hörte gebannt zu. Ich war eine gute Zuhörerin, und bald war ich bekannt unter dem Spitznamen »Momo«, in Anlehnung an das Mädchen aus dem Buch von Michael Ende. Ich war entspannt und gelassen, ich konnte gut trösten, denn ich war selbst frei von Problemen und Sorgen. So bastelte ich es mir zumindest zurecht.

Kam die Frage: »Wie geht es dir denn eigentlich? Du hörst mir immer so toll zu, aber mit wem sprichst du denn, wenn es dir nicht gut geht?«, dann antwortete ich lapidar: »Mir geht es gut. Ich habe nichts, worüber ich sprechen müsste. Alles prima.« Das schien nach außen hin die ersten Jahre auf dem Gymnasium auch zu stimmen. Meine Noten waren gut, keine Auffälligkeiten, alle zufrieden.

Ich hörte wirklich gerne zu und wollte, dass es meinen Freundinnen gut ging. Aber ich hörte auch zu, weil ich Gefühle suchte. Durch meine Freundinnen lebte ich, ihre Gefühle machten meine Welt bunt. Und ich wusste instinktiv, wenn ich ihnen zuhörte, wurde ich gebraucht. Dann wurde ich gemocht. Ich stellte mich selbst hintan, weil ich so wenig Selbstwertgefühl hatte, dass ich meine eigenen Gefühle für nicht erwähnenswert hielt. Für langweilig oder gar dumm. Und dass ich dumm, langweilig und belanglos war, das sollte niemand wissen. Also hörte ich immer nur zu.

Ich lernte Tina kennen. Eine Klassenkameradin mit einem Einserzeugnis, die aber niemals lernte und so weit weg von einer Streberin war, dass wir gut zusammenpassten. Sie war einfach so intelligent, dass sie auch ohne je zu lernen ein Einser-Abi hinlegte und heute als Ärztin tätig ist. Auch Tina hatte einen Hang zum »Fremdes spannend finden«. Und so besuchten wir im 7. Schuljahr zum ersten Mal gemeinsam unsere Eckkneipe. Hier lungerten lauter verruchte Gestalten herum, herrlich spannend, fremd und aufregend. Motorradfahrer, Trunkenbolde und Heavy-Metal-Fans gingen hier ein und aus. Dort lernte ich Frank kennen.

Frank war so alt wie ich, also 14, ging auf die Hauptschule und hatte bereits ein Mofa. Er und sein Freund Michael waren ständig in dieser Kneipe, und irgendwann sprachen sie uns einfach mal an. Michael fragte mich eines Tages, ob ich mit ihm gehen wolle. Ich verneinte. Er respektierte das. Einen Tag später fragte Frank mich. Ich verneinte. Doch er respektierte das nicht. »Gut, dann sind wir ab jetzt zusammen«, sagte er und ließ mich verblüfft stehen.

Ich hatte also meinen ersten Freund. Ich wollte eigentlich gar keinen, erst recht nicht Frank. Aber ich wusste nicht, was ich dagegen tun sollte. Mein Nein hatte er ja nicht akzeptiert. Außerdem war ich auch irgendwie neugierig darauf, mit jemandem zu gehen, und so waren wir nun ein Paar.

Frank wohnte in einer Siedlung einige Kilometer entfernt. Eine ganz normale Siedlung wie unsere, die Häuser vielleicht ein bisschen kleiner. Seine Mutter Rosalie war sehr nett. Ein kleines, sehr freundliches Persönchen. Sein Vater hatte einen Bart. So einen richtigen Rauschebart wie der Nikolaus. Nur nicht weiß, sondern braun. Auch er war klein. Klein und gedrungen und seine Augen funkelten und machten mir etwas Angst. Frank machte mir keine Angst. Aber das war, wie sich später herausstellen sollte, ein fataler Trugschluss.

Frank hatte sein Zimmer unter dem Dach. Das war sehr cool, denn zu jener Zeit war es total angesagt, Videonächte auf dem Fußboden liegend durchzumachen und dabei heimlich zu rauchen. Ich rauchte zwar nicht, aber bei den Videonächten war ich dabei. Auch Michael und Tina waren immer mit von der Partie und einige Freunde mehr, die kamen und gingen und deren Namen ich manchmal nicht einmal kannte. Frank hatte Matratzen auf dem Boden, das war urgemütlich. Seine Eltern haben wahrscheinlich insgeheim die Hände über dem Kopf zusammengeschlagen: eine Räucherbude voller heimlicher Raucher.

Frank rauchte zwar ebenfalls nicht, dafür liebte er Bier. Noch heute bekomme ich Gänsehaut, wenn ich den Geruch von Bier in die Nase bekomme. Das meide ich wie die Pest. Denn wenn Frank so roch, war das für mich niemals gut. Zu dieser Zeit mochte ich Alkohol einfach nicht. Scheußliches Zeug. Später dann war der der Geruch von Bier mein Albtraumgeruch. Der Erinnerungsgeruch für die schlimmste Szene meiner ersten Romanze.

Frank hatte einen älteren Bruder. Seinen Namen weiß ich nicht mehr, aber später kam heraus, dass er seine Freundin geschlagen hat. Was ist nun schlimmer, fragt man sich: geschlagen werden oder missbraucht? Gefühlt würde ich sagen, mich hat es weniger hart getroffen als die Freundin des Bruders, denn ich musste nur zur Stelle sein, wenn Frank mehr von mir wollte.

Ja, das war das Dilemma meiner ersten richtigen romantischen Beziehung. Das Fatale. Das war wirklich traumatisch – und gleichzeitig bin ich auch hier nicht sicher, ob dieses Trauma Ursache oder Auswirkung meiner Borderline-Krankheit war. Jedenfalls konnte ich damals nicht anders handeln, als ich es tat. Aber auch das ist schon zu viel gesagt, denn ich tat ja gar nichts. Ich musste lediglich gehorchen und zur Stelle sein, wenn Frank Sex wollte.

Borderliner haben häufig Schwierigkeiten, ihre Gefühle wahrzunehmen oder sie richtig einzuordnen. So ähnlich war das wohl damals bei mir auch. Ich habe mich meistens viel zu spät gespürt. Das Einzige, was ich in schlimmen Situationen gemerkt habe, war: Irgendwie ist das jetzt nicht gut. Meist kamen erst ein, zwei Tage später die Gefühle richtig hoch. Da wurde dann erst richtig klar, was innerlich mit mir passiert war. So kam es, dass ich andere zu viel mit mir machen ließ, ohne mich zu wehren. Ich merkte es oft gar nicht, wenn ich ungerecht behandelt wurde, und wenn es mir dann klar wurde, war es schon viel zu spät.

Unvorstellbar aus heutiger Sicht, dass ich nicht einfach Nein gesagt habe. Wenn ich nur daran denke, könnte ich kotzen. Unvorstellbar auch, dass ein 14-Jähriger das seiner Freundin antun kann. Es fühlt sich an wie eine fremde Geschichte. DAS ist doch nicht mir passiert. ICH hatte doch eine behütete Kindheit und eine tolle Jugend. Ich bin in einer kleinen grünen Stadt mit lauter netten Bewohnern aufgewachsen. Ich war doch ein ganz normales Kind. MIR ist doch so etwas nicht passiert. Fremd. Es fühlt sich völlig fremd an. Und doch ist es meine Geschichte. ICH bin die Freundin, die von ihrem gleichaltrigen Freund missbraucht wurde. Die ihm hörig war. Die zur Stelle war, wenn dieser Lust auf einen Orgasmus hatte, und die danach wieder frei war, bis zur nächsten Lust auf einen Orgasmus.

Damals habe ich über mich, mein Verhalten und meine Beweggründe nicht nachgedacht. Ich habe einfach gehandelt. Oder eben auch nicht gehandelt. Heute ist mir klar, dass ich meine Mutter nachgespielt habe. Meine Mutter hatte es nicht anders gelernt. Beine breit machen, wenn der Mann will. So taten es viel zu viele Frauen ihrer Generation. Das hatte ich mir hübsch abgeguckt. So geht es, habe ich wohl unbewusst gedacht, so mache ich es dann auch. Hinzu kam das, was ich erst Jahre später als psychische Krankheit erkennen sollte: mein mangelndes Gefühl für mich selbst. Ich habe einfach nie rechtzeitig erkannt, was ich fühle, was ich will und was eben auch nicht. Wenn mir etwas nicht guttat, konnte ich das erst einige Tage später wahrnehmen. Dann war es natürlich längst zu spät, um Nein zu sagen. Ich war gar nicht in der Lage, Nein zu sagen.

Als ich viele Jahre später in einer psychiatrischen Klinik war, war dies die Abendaufgabe für uns Patientinnen: Nein sagen. Wir standen im Kreis und riefen laut Nein. Immer reihum. Das erste kläglich Nein in der ersten Runde. Das zweite und dritte schon deutlicher. Das erste aufrechte Nein nach einigen Tagen. Und irgendwann unmissverständlich. Ein lautstarkes Nein. Und ein einstimmiges, glasklares Nein der ganzen Gruppe. Wow, was für eine Energie! Was für eine Eindeutigkeit! Doch mit 14 war ich nicht dazu fähig. Und so kam es zu diesem schrecklichen Ereignis, das mich für lange Zeit ungeheuer belasten sollte.

Es war in den Osterferien. Das Wetter war schon herrlich warm, deshalb trafen wir uns jeden Abend draußen zum Pokern auf dem Spielplatz. Wir, das waren Frank, Michael, Tina und ich, ein lustiges Trüppchen. Aber irgendwann ist auch der schönste Abend zu Ende. Also, alle ab nach Hause, was bedeutete, dass Frank mich auf seinem Mofa mitnahm.

Als wir uns vor meiner Haustür verabschiedeten, sagte er: »Du bist morgen Früh um fünf bei mir.«

»Was?«, rief ich entsetzt. »Wie soll ich das denn anstellen? Wenn meine Eltern das merken, gibt es einen riesigen Krach.«

»Dann schleich dich halt raus.«

Ich wünschte, ich hätte damals Nein gesagt. Es hätte mir so unglaublich gut getan, wenn ich mich aufrecht hingestellt und gesagt hätte: »Nein! Das tue ich nicht.« Aber ich habe nichts dergleichen gesagt. Nur fieberhaft überlegt, wie ich es möglich machen könnte. Ich wollte nicht um fünf bei ihm sein. Ich ahnte, dass es an diesem Morgen um fünf um mehr gehen würde, und das wollte ich nicht. Ein bisschen hatten wir schon rumgeknutscht, aber ich hatte es meistens schrecklich gefunden. Und nun sollte ich um fünf bei ihm sein und wer weiß was mit ihm machen? Er gab mir seinen Hausschlüssel, denn auch bei ihm zu Hause würde ich mich reinschleichen müssen. Tausend Gedanken gingen mir durch den Kopf: »Was ist, wenn meine Eltern mich erwischen? Was soll ich ihnen dann sagen? Was ist, wenn seine Eltern mich erwischen? Was soll ich ihnen sagen?«

Die Nacht war dann auch sehr unruhig, denn im tiefsten Inneren wusste ich, dass ich mir vor allem um mich selbst Sorgen machen sollte. Da ich mir den Wecker gestellt hatte, wachte ich rechtzeitig auf, das Rausschleichen klappte auch, und so radelte ich morgens um halb fünf zu Frank. Ich hätte einfach liegenbleiben können. Aber dazu war ich nicht in der Lage. Es war wie ein Zwang. Wenn dir jemand etwas sagt, musst du es tun – so fühlte es sich an. Ich hatte außerdem fürchterliche Angst vor seiner Wut, wenn ich einfach nicht komme. Ich hatte schon immer Angst vor der Wut meines Vaters gehabt. Und diese Angst hatte ich wohl nicht nur auf Frank übertragen, sondern sogar noch vergrößert. Denn nun riskierte ich also lieber Ärger mit meinen Eltern als mit meinem Freund.

Die Luft so früh morgens war herrlich frisch, und eigentlich liebte ich die Stimmung, wenn man vor allen anderen aufsteht und nur die Vögel um die Wette zwitschern. Es war Frühling, die Natur hatte begonnen zu blühen. Ein wunderschöner Anblick. Mein Weg war malerisch, entlang eines kleinen Flüsschens. Eine friedliche, ungefährliche Stimmung. Nur leider konnte ich das nicht genießen, denn mir graute vor dem, was vor mir lag.

Dann bin ich da. Und schleiche mich hoch in Franks Dachzimmer. Niemand hört mich, auch Frank nicht. Als ich schließlich an seinem Bett stehe, wird er wach: »Da bist du ja.« Er zieht seine Schlafsachen aus und bedeutet mir, mich zu ihm zu legen. Er zeigt mit den Händen in seinen Genitalbereich. Ich will ihn anfassen, aber er schüttelt den Kopf. Dann schiebt er meinen Kopf nach unten. Ich wehre mich, das will ich nicht. Das ist eklig. Alles andere ist auch eklig, doch das ganz besonders. Aber ich habe keine Chance, ich schaffe es nur halbherzig, mich zu wehren. Es ist nicht genug. Mein Mut ist nicht groß genug. Ich bin 14, und ich habe nicht gelernt, für mich einzustehen. Frank drückt mich doller runter: »Mach.« Er ist stark. Seine Hände gnadenlos. So befriedige ich ihn oral. Als Frank kommt, spritzt sein Sperma in mein Gesicht. Als es anfängt zu trocknen, wird die Haut im Gesicht rau und spannt. Frank ist zufrieden: »Du kannst wieder fahren.« Und so rase ich nach Hause und wasche mein Gesicht. Wieder und wieder. Dann schleiche ich ins Bett, um später so zu tun, als stünde ich gerade auf, und gehe duschen. Und dusche mich. Und dusche mich. Und dusche mich. Und dann bin ich wieder normal. Ich frühstücke mit meiner Mutter und fahre später wieder zu Frank.

Es ist nicht schön, das zu erzählen. Es ist eines der schrecklichsten Dinge, die ich je in meinem Leben erlebt habe. Ich wollte das nicht. Es war ein Zwang, ein Übergriff.

Danach ging das Leben weiter. Ich schrie nicht, ich weinte nicht, ich erzählte es nicht meiner Mutter, dem liebsten Menschen auf dieser Welt. Ich verhielt mich nicht anders als sonst. Ich befolgte einfach Befehle und schaltete meine Gefühle völlig ab.

Das war meine Strategie. Mich von meinen panischen Gefühlen abspalten und dafür schneiden. Ich habe mich nie bewusst für diese Strategie entschieden, deswegen kann ich nicht sagen, wieso ich darauf gekommen bin. Aber meine Strategie war immer: nicht sprechen, sondern schneiden. Denn von da an legte ich jedes Mal auf dem Weg zu Frank einen Stopp am Altglascontainer ein, zerschnitt mit die Arme und Hände mit Scherben und fuhr dann weiter. Das wurde zu meinem Ritual. Mal nur ein kleiner Schnitt, mal mehrere. Mal tiefer, mal nur Schrammen. Aber eine Wunde konnte ich immer sehen. Eine Wunde musste ich immer im Blick haben. Um mich wenigstens irgendwie zu spüren. Meine Wunden waren mein Maskottchen. Meine Chance, nicht durchzudrehen. Denn ich musste wieder und wieder für Franks Befriedigung sorgen. Und ich konnte nicht anders, als mitzumachen.

So wurde aus einem unbeschwerten Kind eine unglückliche Jugendliche. Ich war im 7. Schuljahr, hatte meinen ersten Freund, war Profi im Zerstören meines Körpers und lebte nach außen hin unauffällig. Das normale Leben einer pubertierenden Jugendlichen, so sah es zumindest aus. Ich selbst erkannte lange Zeit nicht, was mit mir geschah, wie sehr mich das Leben mit Frank beschädigte. Ich hatte keine Wahl, keine

Idee, für mich war das normal. Und ich fühlte mich trotz des Schadens, den er an mir anrichtete, auch wohl bei ihm.

Heute weiß ich, dass das definitiv nicht normal war, und kann aus dieser Perspektive von meinem Entsetzen schreiben. Aber damals war das eben mein Alltag. Unsere Beziehung bestand ja auch nicht nur aus dieser Art von Missbrauch, sie hatte nach meinem damaligen Empfinden auch viele schöne Anteile. Frank hatte keine Hobbys und somit immer Zeit für mich. Im Sommer waren wir bei jedem Wetter im Parkbad, einem kleinen Freibad für die coolen Typen der Stadt. Bei Regen hatten wir das Areal fast für uns alleine. Wir sprangen unermüdlich vom Sprungbrett, und das war tatsächlich schön. Manchmal küssten wir uns im Wasser, und selbst das war manchmal schön.

Ich kenne Geschichten von Frauen, die geschlagen werden und dennoch bei ihrem Partner bleiben. So ähnlich fühlt es sich an, während ich von Frank schreibe. Er hat mich einerseits gequält und andererseits auch auf mich aufgepasst. Und ich habe mich einerseits quälen lassen und mich andererseits auch wohl mit ihm gefühlt.

Dass Frank so viel Zeit hatte, wurde allerdings zusehends zu einem Drama. Er wollte immer mit mir zusammen sein, täglich etwas mit mir unternehmen. Ich hatte aber mein Tennis. Oft tauchte er auf dem Tennisplatz auf, und das war mir furchtbar peinlich. Wie soll ich es ausdrücken, ohne ein Klischee zu bedienen? Beim Tennis ging es schick zu. Der weiße Sport. Frank gehörte dort nicht hin. Mit seiner Heavy-Metal-Kutte und seinen kaputten Jeans passte er nicht zu diesem Schickimicki-Sport. Er passte auch in Wirklichkeit überhaupt nicht zu mir. Ich erkannte das früh. Unsere Kneipenneugier hatte mich in diese gruselige Bredouille gebracht. Irgendwann begann ich, Ausreden zu erfinden, warum ich keine Zeit hatte. Und Frank wurde richtig eifersüchtig auf mein Tennis. Er wurde auch eifersüchtig auf meine Schule und das Lernen. Er war eifersüchtig auf Tina und überhaupt auf alles und jeden, der ihm irgendwie seine Zeit mit mir stahl. Um Diskussionen zu vermeiden, erfand ich beispielsweise Arzttermine. Dann fuhr ich in den Stadtpark, saß dort auf einer Bank und starrte in den See. Ich wusste keinen Ausweg. Ich kam nicht weg von Frank. Ich traute mich nicht, Schluss zu machen. Meine einzige Lösung war viel zu lange das Schneiden.

Als erwachsene Leserin schüttelst du vielleicht sogar den Kopf, weil ich nicht einfach Schluss gemacht habe. Aber ich musste ja erst mal erkennen, wirklich erkennen, dass hier etwas faul war und dass ich da so schnell wie möglich rausmusste. Ich hatte keinen Austausch mit erfahrenen Menschen, Frank war mein erster Freund, mein erster intimer Kontakt. Ich fühlte mich im tiefsten Inneren ganz allein. Ja, ich hätte sicher mit meiner Mutter oder meiner Schwester reden können. Aber irgendwie fiel mir diese Lösung einfach nicht ein. Mit Tina, meiner Freundin, ja, da konnte ich über manches reden. Aber über den Missbrauch leider nicht. Ich wusste zu der Zeit überhaupt nicht, dass das irgendeine Art von Übergriff sein könnte. Ich spürte zwar, dass mir die Sache mit Frank schadete, aber was es genau war, das war mir nicht klar.

Bis heute weiß ich nicht, was zuerst da war: Ist durch die schlimmen Missbrauchserfahrungen mit Frank die Krankheit Borderline ausgebrochen? Während sie vorher schon tief in mir geschlummert hatte? Wäre ich ohne diese Übergriffe nicht krank geworden? Oder war ich bereits Borderlinerin und konnte deswegen nicht »normal« handeln; mich nicht wehren? Hatte ich genetisch bedingt diese sozialen Defizite? Diese Verschlossenheit und Verschwiegenheit? Diesen Wunsch nach Schmerz und Blut? Dieses Selbstzerstörerische? Ich weiß es nicht, und ich glaube, es wird bis zum Ende meines Lebens und des Lebens vieler Borderliner ein Geheimnis bleiben.

Nur Schneiden hilft

In meiner frühen Jugend, zwischen 14 und 16 Jahren, ist so viel passiert, dass ich heute noch den Kopf darüber schüttele. Zuerst die Geschichte mit Frank, die ich versuchte zu verdrängen, die aber durch das Schneiden an die Oberfläche wollte. Dann starb Rolf, ein guter Freund von mir, bei einem Unfall. Auch dieses Ereignis trug nicht gerade dazu bei, dass mein Leben glücklicher wurde. Ich denke, sogar jemanden, der total stabil gewesen wäre, hätte all das sicherlich aus der Bahn geworfen. Aber ich war nicht stabil, ich konnte Gefühle nicht aushalten, schon gar nicht so heftige. Und so führte eins zum anderen.

Rolf war mit ein Grund dafür, dass ich es schließlich schaffte, mich von Frank zu trennen. Denn Rolf warb um mich. Er war auch der erste Mensch, der mir eine Liebeserklärung machte. Das fühlte sich sehr schön an, aber auch sehr unwirklich. Er war ein beliebter, schüchterner Gentleman. Ich mochte ihn sehr. Trotzdem kamen wir nicht zusammen, denn ich war nicht in ihn verliebt und hatte erst mal keine Lust auf weitere intime Erfahrungen. Ich hatte bis dahin nicht gelernt, dass eine Beziehung etwas Schönes ist, sondern etwas Einengendes. Das wollte ich nicht wieder haben.

Rolf respektierte meine Entscheidung, und wir wurden gute Freunde. Mir gefiel seine Höflichkeit. So gut behandelt zu werden, war ein wunderschönes Gefühl.

Rolf war also nicht mein Partner, aber in mich verliebt, und er gehörte zu unserer Clique. Eines Abends hatten wir in seinem Dorf Party gemacht. Einige Jungs hatten es übertrieben und fuhren betrunken mit seiner Achtziger umher. Wie es dann so passiert, legte sich einer der Jungs so extrem auf die Klappe, dass Rolf ihn nach Gütersloh ins Krankenhaus fahren musste. Während sein Kumpel dort verarztet wurde, trat er den Rückweg an. Aber er kam niemals mehr zu Hause an, denn er fuhr in einer Kurve geradeaus – gegen einen Baum. Er verstarb noch am Unfallort.

In dem Glauben, gemeinsam die Reste der Party zu beseitigen, machte ich mich am nächsten Morgen auf zu Rolf. Unterwegs traf ich einen Freund. Er hielt mich auf: »Du willst zu Rolf? Weißt du es denn noch nicht?«

»Was denn?«

»Rolf ist tot.«

Tot.

An diesem Tag ging ich mit zu dem Freund, den Rolf ins Krankenhaus gefahren hatte. Er hockte im Keller und weinte sich die Seele aus dem Leib, weil er glaubte, schuld zu sein. Wir saßen viele Stunden und Tage beieinander. Die meiste Zeit schwiegen wir. Manchmal sagte er ein paar Worte. Ich konnte sein Leid nicht lindern. Ich konnte einfach nur da sein.

Ich selbst brauchte einige Tage, um wirklich zu begreifen, was geschehen war. Mein Freund Rolf war nicht mehr da. Er würde nie mehr mit mir sprechen. Ich würde ihn nie mehr wiedersehen. Aus meinem Leben herauskatapultiert. Seine Höflichkeit, sein schüchternes, verschmitztes Lächeln. Nie wieder würde ich es sehen dürfen. Nie wieder mit ihm sprechen dürfen. Er war einfach nicht mehr da. Auch die Chance, mich nach einiger Zeit wieder verlieben zu können, und zwar genau in diesen höflichen jungen Mann mit den wunderschönen langen Wimpern – vorbei. Alles vorbei.

Dieses Erlebnis erschütterte uns damals alle zutiefst und mich prägte es zweifellos stark. Ich war starr vor Angst und Trauer. Zum ersten Mal in meinem Leben wurde ich mit Tod und Sterblichkeit konfrontiert. Auch meine Freunde hatte dieser Schicksalsschlag sehr mitgenommen, doch irgendwann gingen sie zur Tagesordnung über. Bei mir war das anders. Wieder einmal waren diese heftigen Gefühle zu viel für mich. Ich schnitt und schnitt – nur so konnte ich die Emotionen aus mir rauslassen.

Für Außenstehende hört es sich unvorstellbar an, aber in meinen jungen Jahren hat mich das Schneiden gerettet. Es war einfach alles zu viel. Zu intensiv. Es erdrückte mich, raubte mir die Luft zum Atmen. Das Schneiden war wie ein Ventil.

Was ich früher auch überhaupt nicht konnte, war, meine Gefühle zu benennen oder einzuordnen, also ob ich traurig, enttäuscht, wütend oder glücklich war. Für mich war es meist so, als hätte ich alle Gefühle auf einmal und davon tausendmal mehr als andere Menschen. Manchmal triggerten mich Kleinigkeiten so sehr, dass in mir direkt ein unfassbares Emotionschaos losbrach. Das war nicht nur schlimm, sondern supermegahypertotalwahnsinnigextrem schlimm. Und ebenso schlimm war in diesen Momenten der Gedanke, dass das nie wieder aufhören würde.

Heute weiß ich: Wenn ich mal traurig oder enttäuscht bin, wird es morgen wieder besser sein. Aber damals war ich mir sicher, es würde nie, nie, nie wieder anders werden. Ich war dazu verdammt, mich immer nur ganz, ganz schrecklich zu fühlen. Es war aussichtslos. Hoffnungslos. Intuitiv hatte ich schon als kleines Mädchen erkannt, wie ich das Schneiden dazu einsetzen konnte, meine Gefühle zu bewältigen. Ich war mir dieser Not, die mein Schwärmen für André ausgelöst hat, damals natürlich nicht bewusst. Es war wie aus dem Nichts über mich gekommen. Und dann später wurde es ein Muster, um mit all diesen extremen Gefühlen klarzukommen. Ein Überlebensmuster.

Nach diesem ersten Ritzen war jahrelang Ruhe. Wiedergekehrt ist dieses Muster erst dann, als ich in der unseligen Beziehung mit Frank steckte. Am Altglascontainer holte ich mir die Energie, um das alles durchzustehen. Ich konnte ihn befriedigen, wenn ich geschnitten hatte. Oder ich befriedigte ihn, fuhr dann aber schnellstmöglich zu »meinem« Container und fand dort wieder meinen inneren Frieden. Hier konnte ich in Ruhe die richtigen Scherben suchen. Erst wenn Blut lief, konnte ich endlich wieder entspannen.

Ich kam meistens nur an die Scherben ran, die auf dem Boden rundherum lagen. Und die lagen da schon eine Weile und waren oft stumpf. So suchte ich manchmal minutenlang, bis ich fand, was ich brauchte. Eine scharfe Scherbe. Manche Menschen schmissen auch Porzellan in den Container. Wenn ich nichts anderes fand, versuchte ich damit, mich zu verletzen. Aber das war nur mäßig erfolgreich. Viel zu stumpf, um für wirkliche Schnitte und Blut zu sorgen.

Selten begegneten mir dort Menschen. Und wenn doch, dann tat ich so, als hätte ich in der Nähe etwas verloren. Niemand behelligte mich, niemand fragte mich jemals, was ich da tat. Ich glaube, es ist auch niemals jemand auf die Idee gekommen, dass dieses blonde Mädchen gerade nach Werkzeugen suchte, um sich selbst zu verletzen. Warum auch?

Der Beginn meiner richtigen »Ritzer-Karriere« waren meine Unterarme. Sie waren aber bald so zerschnitten, dass ich mich zu den Oberarmen hocharbeitete. Das war auch viel besser, weil es nicht auffiel. So redete ich es mir zumindest ein. Denn eigentlich wollte ich ja, dass es jemand sieht. Vordergründig versteckte ich meine Schnitte, aber ich schnitt so, dass man es eigentlich gar nicht übersehen konnte. Am Handgelenk beispielsweise. Beim Abendessen zu Hause zog ich meinen Pullover so runter, dass er die Schnitte am Handgelenk verdeckte. Wenn überhaupt mal jemand fragte »Was hast du denn da gemacht?«, erfand ich Ausreden. Ich habe mich beim Kochen geschnitten, ich sei an einem Strauch hängengeblieben, eine Katze oder ein Kaninchen habe mich gekratzt. Der Fantasie waren keine Grenzen gesetzt.

Das Schneiden beschäftigte mich nur dann, wenn ich es brauchte oder wenn ich es verstecken musste. Ansonsten versuchte ich ganz normal zu leben. Ich hatte auch gar nicht groß das Bedürfnis, darüber zu sprechen. Nur meiner besten Freundin Tina erzählte ich die Wahrheit, unter dem Siegel der Verschwiegenheit. Und daran hielt Tina sich dann auch. Ihr konnte ich vertrauen.

Später veränderte sich der Charakter des Schneidens: Es wurde zu einer Sucht. Wie andere ihre täglichen Zigaretten rauchten, so schnitt ich täglich in einen meiner Körperteile. Ja, ich schnitt irgendwann wirklich jeden Tag. Als junge Erwachsene gehörte das Schneiden zum Frühstück. Meistens schnitt ich abends noch mal. Und wenn ich länger nicht schneiden konnte, bekam ich »Schneidedruck«. Schneidedruck bedeutete, ich brauchte wieder meine Droge. So wie ein Zigarettensüchtiger seine Zigarette braucht, brauchte ich das Schneiden. Eine Zeit lang geht es ohne Zigarette, aber dann muss wieder ein Glimmstängel her. Rauchen ist ja auch eine Art der Selbstzerstörung, eben eine »normalere«. Alkohol ist auch Gift, aber das abendliche Gläschen Wein ist normal, anerkannt, gesellschaftstauglich.

Für mich war das Schneiden total normal, um runterzukommen. Meine späteren engen Freunde, als ich um die zwanzig war, wussten es alle und akzeptierten es alle. Sie redeten mit mir, ich erzählte auch, wie es mir so ging und was ich so erlebte, aber keiner drängte mich, damit aufzuhören oder eine Therapie zu machen, und ich bin froh darüber, auch wenn es sich komisch anhört. Für mich ist das Freundschaft. Den anderen so lassen, wie er ist. So annehmen, wie er ist. Zuhören und da sein, wenn es nötig ist, und mit anpacken, wenn es Zeit dafür ist. Aber ansonsten einfach da sein, Freunde sein, etwas zusammen unternehmen.

Mein Schneiden war nie existenziell. Es diente nur dazu, das Überkochen zu vermeiden. Es diente dazu, mich zu töten.

Bei einem späteren Klinikaufenthalt gab es viele Diskussionen über Selbstverletzung. »Du zerstörst deinen Körper«, sagten viele Mitpatienten.

»Nein, das tue ich nicht. Denn es hat keine Nebenwirkungen. Weder meine Lunge noch andere Organe nehmen davon Schaden. Ich habe lediglich Narben auf meiner Haut, aber die zerstören nicht meine Gesundheit.«

Aber das war natürlich nur die eine Seite der Medaille. Unbewusst war es bestimmt auch ein Schrei nach Hilfe, zumindest als ich jünger war und mit niemandem über meine Probleme sprechen konnte. Als keine Hilfe kam, wurde es zur Routine, zur Gewohnheit und zu meiner ganz eigenen Droge.

Ich hatte niemals, kein einziges Mal, Schuldgefühle mir gegenüber, weil ich das tat. Ich wusste immer, es war gut für mich. Es half mir, zu überleben. Es gab Momente, in denen strich ich sanft über meine Wunden. In diesen Momenten fühlte ich, dass es schrecklich war, was ich mir selbst antat. Dann hatte ich tiefes Mitgefühl mit mir selbst, als würde das jemand anderer mit mir tun. Mir war schon klar: Ich war es, die schnitt. Aber es fühlte sich nicht so an. Sondern eher so, als müsste das eben sein und jemand müsste das erledigen. Ich wusste, SO konnte ich überleben, aber ich wusste auch, irgendetwas war hier nicht in Ordnung. So gar nicht in Ordnung. Ich konnte in diesen Momenten auch spüren, dass es mir nicht gut ging. Aber bevor ich meine Gefühle wirklich spüren konnte, verflogen diese Gedanken auch wieder. Hätte ich zu dieser Zeit mehr Emotionen zugelassen, hätte das ein trauriges Ende nehmen können. Denn dann wären alle Gefühle über mich hergefallen. Ein Damm wäre gebrochen – gefolgt von einer riesigen Überschwemmung, die alles mit sich in die Tiefe reißt.

Es schüttelt dich, wenn du dir vorstellst, du nimmst dir ein Messer oder eine Scherbe oder gar eine Rasierklinge und schneidest damit in deine Haut? Kann ich verstehen. Tja, wie soll ich es sagen: Mit Scherben ist das gar nicht so schwer. Es ist kontrolliert. So scharf sind die oft nicht. Rasierklingen sind dann schon etwas für Fortgeschrittene. Denn sie sind mega, mega scharf. Als ich das erste Mal Rasierklingen benutzt habe, habe ich ganz vorsichtig geschnitten – und eine riesige, tiefe Wunde klaffte mir entgegen. Ups. Damit hatte ich nicht gerechnet. Es hatte auch nicht wehgetan. »Na ja, da muss ich wohl etwas feinfühliger mit umgehen«, dachte ich mir und übte mich fortan in sensiblem Schneiden mit dem neuen Werkzeug Rasierklingen.

Wenn ich heute daran denke, bekomme ich Gänsehaut. Meine arme Haut. Ich werde ihr nie wieder absichtlich weh tun. Ich werde mich nie wieder absichtlich selbst verletzen. Aber damals, da hat es mich fasziniert. Ja, manches Mal war es wirklich verrückt.

Später dann, als ich bereits erwachsen war, kam ein Ereignis, das mich so aus der Bahn warf, dass das Schneiden außer Kontrolle geriet: Meine Mutter lag im Sterben. Da schnitt ich nicht mehr nur routinemäßig, sondern betrieb regelrechte Schneide-Exzesse. Und die führten zu Abszessen, die so wehtaten, wie noch nie etwas zuvor wehgetan hatte. In diesen wenigen Momenten bereute ich es.

Da das Schneiden wie eine Droge ist, ist es auch ähnlich schwierig, davon loszukommen. Dieses Wunder habe ich meiner Hovawart-Hündin Candy zu verdanken. Erst als sie in mein Leben kam, konnte ich das Thema Selbstverletzung angehen. Mein Schneiden änderte sich (und nicht nur das). Ich hatte jetzt Verantwortung für jemanden. Stundenlange Schneide-Zeremonien waren nicht mehr drin. Mein Welpe musste raus, brauchte Futter, wollte spielen und lernen. So kam nach und nach in mir der Wunsch auf, es nicht mehr zu tun. Candy brachte mich gehörig zum Nachdenken und stieß eine der wichtigsten Veränderungen in meinem Leben an. Mit völlig zerschnittenen Füßen kann man nicht gut wandern, nicht mal spazieren gehen. Aber ich WOLLTE mit Candy raus. Ich wollte mich mit anderen Hundebesitzern auf einen Spaziergang treffen, wandern gehen, gemeinsam mit Candy und Hundefreunden trainieren. Es bedeutete mir etwas. Da war zum ersten Mal seit vielen Jahren wieder etwas anderes wichtiger als die Rasierklingen. In meinem Inneren vollzogen sich lichte, hoffnungsvolle Veränderungen. Es gab im Laufe der Jahre erst schneidefreie Tage, dann schneidefreie Wochen, dann schneidefreie Monate. Monate! Mo-na-te! Wie schön, wie wunderschön. Ich fing wieder an, das Leben zu genießen.

Aber das kam alles viel später. Jetzt erzähle ich dir erst einmal, wie es in meiner Jugend weiterging. Wie ich so richtig zur Borderlinerin wurde.

Rollenvorbilder

Als ich 15 war, verliebte ich mich zum ersten Mal so richtig, mit allem Drum und Dran, und zwar in Oliver. In den nächsten Jahren sollten die Gefühle geradezu auf mich einstürmen, mich packen, mich zur Verzweiflung treiben. Aber erst einmal genoss ich das Gefühl, verliebt zu sein. Und gemocht zu werden, von so einem tollen Jungen. Oliver war bildhübsch, sportlich, klug und aus gutem Hause. Zwei Schwestern, wohlhabende Eltern, ein großes Haus. Warum ich das erwähne? Weil es möglich gewesen wäre, dass das, was passiert ist, nicht passiert wäre. Wir hatten eigentlich alle Voraussetzungen für eine wunderschöne Beziehung. Eigentlich.

Oliver war der Schwarm aller Mädels. Er hatte dunkles Haar und im Sommer schöne, gebräunte Haut. Und erst seine Augen: knallblau wie das Meer. Er machte Kampfsport, im Freibad konnte man sein Sixpack bewundern. Und dieser coole Typ verliebte sich ausgerechnet in mich!

Ich war verliebt bis über beide Ohren. Ich mochte seine Eltern, und seine Eltern mochten mich. Ich mochte seine beiden Schwestern, und seine Schwestern mochten mich. Auch meine Eltern kamen super mit Oliver aus und nahmen ihn mit, wenn wir ans Meer in den Urlaub fuhren. Es hätte alles so schön sein können. Eine Bilderbuchbeziehung. Aber es kam anders. Ganz anders.

Wir waren eine super Clique, passenderweise hatte sich Tina in Jan verliebt, Olivers besten Freund. Aber die Jungs tranken einfach zu viel Bier. Wir hatten viel Spaß zusammen, aber jedes verdammte Wochenende floss der Alkohol in Strömen. Nun war ich also vom Regen in die Traufe gekommen, zumindest an den Wochenenden. Anfangs war mir noch nicht klar, dass Oliver schon nicht mehr ohne Alkohol konnte, aber im Laufe der Monate wurde das immer deutlicher. Auch wenn keine Party war, musste Bier auf den Tisch. Wenn wir uns in der Woche mal in der Eckkneipe trafen, dann trank Oliver natürlich Alkohol. Das widerte mich mehr und mehr an. Und es erschreckte mich auch, denn ich spürte seine Abhängigkeit und konnte doch nichts dagegen tun. Ich versuchte lange, ihn vom Alkohol abzuhalten, aber das war nutzlos, denn Oliver war mit seinen 16 Jahren bereits abhängig. Das wurde mir von Monat zu Monat immer klarer. Es ging nicht ohne. Nie. Oliver war älter als ich, machte während unserer gemeinsamen Zeit seinen Führerschein und fuhr sein Auto gleich zweimal gegen einen Baum. Ich machte mir Sorgen um ihn. Ich wollte ihm helfen. Aber ich war letztendlich machtlos.

Aber zu Beginn unserer Beziehung schwebte ich auf Wolke sieben. Da ich nun ganz offiziell einen Freund hatte, fand meine Mutter, es wäre an der Zeit, mit mir über Sex zu reden. Da kam ehrlich gesagt nichts Gutes dabei raus.

»Du bist ja jetzt schon eine ganze Weile mit Oliver zusammen«, begann sie unser Frauengespräch.

»Jo«, antwortete ich grinsend und stolz darauf, einen so tollen Freund zu haben.

»Ihr küsst und schmust sicher miteinander und genießt das sehr, oder?«, arbeitete sie sich weiter vor.

»Hm, ja doch«, antwortete ich. So wirklich den Hammer fand ich diese Küsserei nicht, doch ich ahnte, was nun kommen würde. »Aber Mutti, du brauchst mir jetzt nichts über Sex erzählen. Ich weiß schon alles von Andrea.« Sie hatte mir bereits geschildert, wie Sex funktionierte, wie das so ablief, wer was tat und was dabei alles passierte.

»Oh«, entfuhr es meiner Mutter erstaunt und äußerst erleichtert. »Sie hat dir also schon erzählt, wie schön Sex ist?«, hakte sie dennoch mutig nach.

»Ja, sie hat mir erzählt, wie es vor sich geht. Ich nehme mal an, dass es auch schön ist.«

Jetzt geriet meine Mutter ins Stocken. »Ja, es macht beiden Spaß und ist schön«, sagte sie etwas steif. Ihre Augen spiegelten diese Freude aber nicht wider.

»Ich gehe bald auch mal zu dem Gynäkologen von Andrea«, kam ich ihr zuvor. »Aber sonderlich erfreut wirkst du nicht, Mutti. Warum denn?«

Da war sie wieder, meine Fragerei und mein Interesse an den Gedanken und Gefühlen meines Gegenübers. Ich ahnte bereits, dass sie Sex nicht genoss. Ich hatte es längst gespürt, hatte verschiedene Äußerungen im Alltagsleben mitbekommen und auch Gespräche, aus denen ich mir viel zusammenreimte.

Zum Glück platzte Andrea zufällig in dieses Gespräch. Sie hörte eine Weile zu, bevor sie sagte: »Simone, du darfst Mutti nicht alles glauben, was sie über Sex erzählt.«

In mir rumorte es, denn meine Erfahrungen deckten sich ja scheinbar mit denen meiner Mutter, nicht mit denen meiner Schwester. Nach der Sache mit Frank konnte ich mir überhaupt nicht vorstellen, dass Frauen Lust auf Sex haben könnten. »Was ist denn daran schön?«, fragte ich in die Runde. Für mich war es immer nur scheußlich und qualvoll gewesen.

»Na ja«, druckste meine Mutter herum. »Es ist ja ein Akt der Liebe.«

Meine Schwester unterbrach die Bemühungen meiner Mutter schmunzelnd und rief: »Für Mutti ist das etwas anderes, sie mag Sex nicht. Aber Sex ist schön, auch als Frau. Du hast tolle Gefühle dabei, es kann zärtlich und wunderschön sein.«

Meine Mutter lächelte gequält.

»Warum findest du Sex denn nicht schön?«, bohrte ich nach, in der Hoffnung, eine Antwort auf meine Frage zu bekommen, warum es auch mir nie gefallen hatte.

»Hm«, begann sie wieder. »Ich weiß nicht, mir ist oft nicht danach. Oft bin ich auch einfach zu erledigt abends. Aber wenn Papa dann nicht bekommt, was er will, redet er manchmal nicht mehr richtig mit mir. Und dann muss ich ja mit ihm schlafen, um des lieben Friedens willen«, sagte sie ganz offen und ehrlich zu uns.

Uff. Ich war schockiert. Über dieses Geständnis, über meinen Vater. Das alles half mir mit meinen Problemen eindeutig nicht weiter.

Meine Mutter wurde in einer Zeit geboren, in der man nicht über Gefühle sprach. Und nun wollte ihre Tochter etwas über ihre Gefühle und Gedanken zu einem der intimsten Themen wissen. Ihre Absicht bei unserem Sex-Gespräch war sicherlich die allerbeste gewesen, aber brachte mir das alles nichts. Hätte sie mir erzählt, wie es ihr wirklich damit ging, was sie fühlte und erlebte – vielleicht wären es dieselben Worte wie meine gewesen. Ich weiß es nicht. Heute glaube ich, dass sie nicht schlecht über meinen Vater reden, aber gleichzeitig auch ehrlich zu ihrer Tochter sein wollte. Und wenn man etwas gefragt wird, dann antwortet man irgendwie und irgendwas.

Inzwischen erkenne ich die Parallelen zwischen mir und meiner Mutter, damals hat mich das einfach nur wütend gemacht: »Wie kann Papa das meiner Mutti antun? So ein Ekelpaket! So widerlich sind Männer also. Frank war ja nicht anders.« Auch meine Mutter hat sich nicht gewehrt. Nie. Sie hatte, genau wie ich, keine bessere Lösung als mitzumachen, um »des lieben Friedens willen«.

Leider ist aus diesem Gespräch nicht die Version meiner Schwester hängengeblieben. Meine Mutter hatte letztendlich auch mehr Einfluss auf mich. Meine Schwester lebte ihr eigenes Leben und war eben »nur« meine Schwester. Aber die Erziehungsberechtigte, die Person, die wirklich für lange Zeit das Vorbild eines Kindes und Jugendlichen ist, das ist ja die Mutter. So nahm ich die schwärmerischen, positiven Worte von Andrea zwar wahr, aber sie hatten nicht den Einfluss auf mich, den ich mir im Nachhinein gewünscht hätte. Lange Zeit dachte ich auch, ich wäre es nicht wert, beim Sex zärtlich behandelt zu werden. So vieles spielte sich unbewusst in mir ab. Aber die genauen Zusammenhänge sollte ich erst viel später begreifen.

Wie bei so vielen Boderlinern stand es mit meinem Selbstwertgefühl nicht zum Besten. Ich fühlte mich wertlos, und dann kam da so ein Traumjunge wie Oliver daher und begehrte mich. Was spielte es schon für eine Rolle, dass ich keine Lust auf Sex hatte? Ich wäre nie auf den Gedanken gekommen, dass es vielleicht noch zu früh war für intime Erfahrungen. Oder dass ich durch die Sache mit Frank bereits traumatisiert war. Sex war zu diesem Zeitpunkt schon so negativ für mich behaftet, dass es ein Wunder gewesen wäre, wenn ich es mit Oliver hätte genießen können.

Wie tief die Rollenmuster, die wir in der Kindheit vorgelebt bekommen, in uns verwurzelt sind, können wir wohl nur erahnen. Vermutlich hatte meine Mutti Sex nie wirklich genießen können. Meine Eltern hatten sich schon früh kennen gelernt. Bereits mit 16 waren sie ein Paar. Ich habe Fotos von ihnen gesehen und war begeistert. So ein sportlicher, attraktiver Mann mit knallblauen Augen war mein Vater also in der Jugend gewesen. Und meine Mutter, eine Frisur wie Romy Schneider – auch von ihrer Attraktivität war ich beeindruckt. Da mein Vater aus eher armen Verhältnissen kam, gefiel er meiner Oma nicht besonders als Schwiegersohn. »Aber«, erzählte mir meine Mutter mal, »je besser sie ihn kennenlernte, desto mehr mochte sie ihn dann doch. Und als er um meine Hand anhielt, willigte sie ein.«

Wie es in der Anfangszeit zwischen meinen Eltern war, darüber kann ich nur spekulieren – denn darüber haben wir nie gesprochen. Sicherlich war da etwas wie Anziehung, Zuneigung, Liebe. Aber dann ging es wohl auch ziemlich schnell darum, eine Familie zu gründen, im Leben vorwärtszukommen, sich etwas aufzubauen. Meine Eltern wollten etwas schaffen, und dazu gehörten eben Kinder. Besonders romantisch war dieses arbeitsreiche Leben vermutlich nicht.

Als ich zur Welt kam, waren meine Eltern bereits an die zwanzig Jahre verheiratet, hatten zwei Kinder bekommen und ein Haus gebaut. Viel Platz für die Liebe blieb da offenbar nicht mehr. Mein Vater schuftete hart dafür, dass seine Familie es gut hatte. Er funktionierte. Und er erwartete, dass auch seine Frau »funktionierte«. In meinen Augen war mein Vater ein Tyrann. Wenn er zu Hause war, mussten alle tun, was er wollte. Wenn er sagte: »Gerda, ich hab Durst«, sprang meine Mutter auf und lief in den Keller, um ihm ein Bier zu holen. Wenn mein Vater bei Tisch nichts sagte, war das gekochte Essen okay. Aber wehe, wenn er was sagte …

Mein Vater interessierte sich lange Zeit nicht für uns Kinder. Und irgendwie auch nicht für die Gefühle anderer Menschen. Zumindest nicht für die meiner Mutter. Sonst wäre er doch viel liebevoller mit ihr umgegangen, oder? Ich erinnere mich an viele Szenen, in denen er mit ihr ziemlich grob und empathielos umgesprungen ist. Und sie war immer lieb und hat gemacht, was er wollte. Sie ist nie für ihre Bedürfnisse eingestanden.

Irgendwann fragte ich meine Mutter, warum sie gerade ihn geheiratet hatte. »Ich hatte viele Männer, die mit mir ausgehen wollten. Aber bei deinem Papa habe ich mich immer am wohlsten gefühlt. Er hat Verständnis. Mit ihm kann ich über alles reden«, lobte sie ihn. Ich war erstaunt. Damit hatte ich nicht gerechnet. Es freute mich sehr, war mir selbst doch diese Offenheit in einer Beziehung fremd. Aber es zeigte auch, wie verschieden die Wahrnehmungen sein können. Während ich bei meinem Vater keine Empathie erkennen konnte, nahm meine Mutter sie sehr wohl wahr und empfand sie sogar als so außergewöhnlich stark, dass es einer der Gründe gewesen war, warum sie gerade ihn liebte. Niemand kann sein Leben objektiv betrachten, das ist unmöglich. Das Leben, die Kindheit und alle unsere Erlebnisse, nichts davon ist sachliche Mathematik. Wir schauen alle durch unsere ganz eigene Brille in die Welt. Vielleicht habe ich die Beziehung meiner Eltern so negativ in Erinnerung, weil ich eben durch eine dramatisierende Borderline-Brille in die Welt geschaut habe. Wäre ich der Sonnenschein geblieben, der ich als kleines Kind gewesen war, vielleicht hätte ich die beiden dann so wahrgenommen, wie meine Schwester es getan hat. Sie redet noch heute dagegen, wenn ich kritisch über die Beziehung unserer Eltern spreche. Mittlerweile kann ich auch sehr viel Gutes erkennen, das mir durch mein Elternhaus widerfahren ist. Aber damals war meine Brille tiefschwarz. Und deshalb haben mich die negativen Erfahrungen ganz deutlich geprägt, während ich schöne Momente offensichtlich vergessen habe.

Deutlich erinnere ich mich an eine Szene aus meiner Kindheit, die mich bis ins Erwachsenenalter hinein beschäftigt hat. Es war ein Sonntagmorgen, wir drei saßen gemeinsam beim Frühstück. Mein Vater war schweigsam, meine Mutter hielt das Gespräch am Laufen. Am Samstagabend waren sie auf einer Party gewesen. Irgendetwas musste da vorgefallen sein, denn die Stimmung brodelte. Ich spürte es, meine Mutter spürte es. Und schließlich fragte sie meinen Vater: »Hansi, was ist denn los? Du sagst gar nichts.«

Ich sehe das Gesicht meines Vaters noch genau vor mir. Diese Wut. Und dann sagte er, und das werde ich niemals vergessen: »Du warst gestern auf der Feier die Dickste von allen.« Ich war geschockt. Das sollte schlimm sein? Ich wusste bis dahin nicht einmal, dass man dick sein konnte. Man war doch einfach so, wie man war, oder?

Meiner Mutter schossen die Tränen in die Augen. Mein Vater sagte noch mehr fiese Worte, aber die hörte sie nicht mehr, denn sie stand auf und verschwand. Mein Vater und ich blieben am Tisch zurück.

Ich war nun noch wütender als mein Vater, da bin ich mir sicher, denn so wütend war ich gefühlt nie wieder in meinem Leben. Ich hatte auch Angst und Respekt vor meinem Vater, aber ich liebte meine Mutti über alles – und er hatte ihr sehr wehgetan. Wie konnte das sein? Wie kann es sein, dass ein Mensch behauptet, er liebe den anderen und verletzt ihn dann so dermaßen? »Papa, du hast Mutti total wehgetan, wie kannst du so gemein zu ihr sein!«, rief ich aus. Dann lief ich meiner geliebten Mutti hinterher. Ich fand sie im Keller. Im allerletzten Raum, ihrem Bügelraum. Sie weinte. Ich versuchte, sie zu trösten.

»Ich versuche doch schon immer abzunehmen. Ich habe sogar schon angefangen zu rauchen. Davon soll man abnehmen.«

Es war so bitter. Es hat in mir etwas zerbrochen. Ein tiefes Misstrauen hervorgerufen. Ich spürte ihr Leid, ihren Schmerz. Ich weinte mit ihr und um sie, denn meine Mutter füllte sich mit Gift, nur um es jemand anderem recht zu machen.

Dieser Tag hatte heftige Konsequenzen. Denn an diesem Tag habe ich gelernt, dass Liebe wehtun konnte: Wenn du einen Mann liebst, tut er dir weh. Ein weiterer Beweis gegen das Vorhandensein von echter Liebe. Beziehung heißt, einer leidet und der andere verursacht das Leid. Eine schwarz-weiße Sichtweise – die Sicht einer Borderlinerin.

Wenn ich mit meinen Geschwistern über alte Zeiten rede, dann wundert sich Andrea immer über meine Erzählungen. Sie bevorzugt es wie erwähnt, sich hauptsächlich an die schönen Dinge zu erinnern. Und mein Bruder schweigt.

Als meine Geschwister klein waren, waren meine Eltern noch viel jünger und frischer verliebt. »Du bist ein Zufall«, hat meine Mutter immer schmunzelnd gesagt. »Wir wollten immer zwei Kinder, und das dritte überließen wir dann dem Zufall.« Meine Geschwister sind also unter ganz anderen Umständen geboren: geplant und gewollt. Unsere Eltern wurden aber älter und meine Mutter nach jedem Kind etwas dicker. Der Alltag mit zwei Kindern war sicherlich prall gefüllt – und nun noch ein drittes. Drei Kinder, die Schulden für das Haus, das viele Arbeiten meines Vaters. Sicherlich hat sich da auch mal der Stress am Gegenüber entladen.

Heute kann ich so klug daherreden. Damals aber war die Auseinandersetzung meiner Eltern für mich der Einsturz meiner heilen Welt. Von da an war für mich endgültig klar, dass mein Vater der Tyrann war – ich stand immer auf der Seite meiner Mutter. Leider ergriff ich nicht nur für meine Mutti Partei, sondern spiegelte ihr Verhalten unbewusst. Ob die Sache mit dem wackeligen Selbstvertrauen nun vererbt oder vorgelebt ist: Offensichtlich war ich meiner Mutter da sehr ähnlich. Sie hatte nicht gelernt, selbstbewusst für ihre Bedürfnisse einzustehen – ich auch nicht. Sie erduldete so vieles in ihrer Partnerschaft stumm – ich sollte es lange Zeit genauso machen.

Meine Zeit mit Oliver war teilweise wunderschön. Auch wenn ich es im tiefsten Inneren nicht glauben konnte, er liebte, ja, er begehrte mich sogar. So war es ganz natürlich, dass auch irgendwann das Thema Sex im Raum stand. Trotz großer Skepsis war ich auch neugierig darauf, wie es mit Oliver sein würde: fremd und neu – und hoffentlich wirklich schön und ganz anders als bei Frank. Meine Hoffnung erwies sich leider als Trugschluss.

Da meine Geschwister bereits ausgezogen waren, hatte ich mit 15 Jahren das komplette Dachgeschoss für mich. Oliver und ich saßen eines Abends in meinem Wohnzimmer. Wir waren beide neugierig darauf, endlich mal diesen viel beredeten, besungenen, echten Sex auszuprobieren.

Wir schlichen uns in mein anderes Zimmer. Dort konnte man die Tür abschließen. Und dann probierten wir herum. Es war von der ersten Sekunde an schrecklich. Es fühlte sich an wie eine Vergewaltigung. Nichts daran war schön. Und so blieb es. Immer wenn wir miteinander schliefen, fühlte es sich gleich an. Egal, was wir taten, das Gefühl der Vergewaltigung war immer da. Beim ersten Mal versuchte ich noch, es mir innerlich schönzureden: »Na, das war ja das erste Mal. Das soll ja passieren, dass es nicht sofort schön ist und sogar wehtun kann.«

Aber es hörte nicht auf. Es tat weh, es brannte, aber das Schlimmste waren die inneren Qualen. Das Gefühl, dass jemand in mich eindringt. In meine Seele, in meinen Körper. Es zerstört mich. Es gehört da nicht hin. Es durchbricht meinen Schutzmantel. Es erniedrigt mich. Es ist übergriffig. Ich konnte mir diese Gefühle nicht erklären. Ich weinte jedes Mal und litt, aber ich hatte es verinnerlicht, mitzumachen, weil der Mann es will, und deshalb sagte ich immer entschlossen: »Mach weiter.« Oliver war jung, ich seine erste Freundin, er völlig überfordert – und so machte er weiter.

Nach vielen Monaten der Quälerei und des Rumprobierens versuchten wir es mit Alkohol. Wir wählten Wodka, welch scheußliches Zeug. Ich trank so viel wie möglich, bis ich spürte: »Noch einen Schluck mehr, und ich muss mich übergeben.« Dann schliefen wir miteinander. DAS war das Schlimmste, was wir hätten tun können, fürchte ich, denn der Alkohol potenzierte meine Gefühle. Es war der absolute Horrortrip. Ich weinte die ganze Nacht hindurch. Es hörte und hörte nicht auf. Völlig aufgelöst und überfordert sagte Oliver immer wieder: »Hör auf jetzt, Simone, hör auf.« Er fragte mich immer und immer wieder: »Was kann ich tun? Wie kann ich dir helfen?« Aber es war egal, was er tat oder fragte oder sagte. Ich konnte nicht aufhören zu weinen. Die ganze Nacht lang nicht. Erst in den frühen Morgenstunden, als es langsam wieder hell wurde, ebbte die Emotionsflut langsam ab. Da ja alles heimlich geschehen war, schlich Oliver sich aus dem Haus. Von meinem strengen Vater erwischt zu werden, war das Letzte, was wir nun noch brauchten.

Ich kann bis heute nicht verstehen, was das war. Warum ich so extrem gefühlt habe. Diese Nacht werde ich nie vergessen. Olivers Verzweiflung, meine Tränen. Dieser eklige Geschmack des Wodkas. Ich habe immer noch Kontakt zu Oliver. Und so weiß ich, dass wir auf diese Weise auch seine ersten sexuellen Erfahrungen zerstört haben. Statt Romantik war da nur Drama. Statt einer lustvollen Partnerin bekam er es mit mir zu tun, einer traumatisierten Borderlinerin, die nicht nur unwissend, sondern auch hilflos war. Es war kein Wunder, dass auch er emotionale Schäden davontrug.

Nähe und Distanz

Sex war nicht das Einzige, was schwierig für mich war. Oliver hatte noch viel mehr auszuhalten. Aber weder er noch ich konnten zum damaligen Zeitpunkt wissen, dass ich Borderlinerin war und bei dieser Krankheit Gefühlschaos auf der Tagesordnung steht. In mir waren so viele überwältigende Emotionen am Werk: Einsamkeit, Scham, Ekel, Wertlosigkeit, eine innere Leere und das tief verankerte Gefühl, nicht liebenswert zu sein.

Ganz tief in mir fühlte ich mich immer einsam, kein noch so liebevoller Partner konnte etwas dagegen tun. Ich wollte unbedingt geliebt und angenommen werden, aber kam mir ein Mann ganz nahe, stieß ich ihn weg. Ein Teufelskreis aus Scham und Schuld, Unsicherheit und diesem unerschütterlichen, schrecklichen Glauben daran, dass mich sowieso niemand wirklich lieben konnte.

Wie anstrengend es sein konnte, mit mir zusammen zu sein, zeigte sich bei unserem ersten gemeinsamen Urlaub. Oliver und ich, sein bester Freund Jan und meine beste Freundin Tina fuhren ans Meer. Jan hatte nicht nur einen

Führerschein, sondern war auch noch Kfz-Mechaniker. Tina konnte super kochen, Oliver Zelte aufbauen und ich etwas Französisch. Sehr gute Voraussetzungen also für einen Trip nach Frankreich. Mit einem alten Bulli und guter Laune ging es los. Wir fuhren und fuhren, der Weg war weit. Und zum ersten Mal passierte mir etwas, das mir immer unheimlich war und das ich nicht beeinflussen konnte. Ich konnte nicht ertragen, wenn Oliver schlief. Dass ich dieses Thema auch noch hatte, war mir bis dahin nicht klar gewesen. Wie auch, dies war ja der erste Urlaub, wo wir so richtig nebeneinander schlafen würden. Schon auf der Hinfahrt kämpfte ich mit den widersprüchlichsten Gefühlen. Das war verrückt. Wirklich verrückt. Und bis heute habe ich keinen Menschen getroffen, der dieses Problem ebenfalls hat oder hatte.

Wir fuhren in die Nacht hinein. Oliver wurde müde, Jan fuhr. Ich saß neben Oliver und spürte, wie er einschlief. Sofort schrillten bei mir alle Alarmglocken. Ich ekelte mich, ich fand es schrecklich und widerlich, dass er schlief. Ich sah ihn an, in mir war nur noch Hass. Und Widerwillen. Ich fand ihn widerlich. Was für ein Schwächling. Hält das Muttersöhnchen nicht mal ein paar Stunden ohne Schlaf aus? Was ist das für ein Weichei?

Bis heute ist mir schleierhaft, woher diese Gefühle kamen und was sie bedeuten sollten. Aber immerhin weiß ich jetzt, dass das typisch ist für Borderliner: überschwemmt zu werden von heftigen, unerklärlichen Emotionen. Die leider auch nicht immer sinnvoll oder einer Beziehung zuträglich sind. Trotzdem schäme ich mich immer noch für diese Gedanken. Ich habe sie auch nicht nur gedacht, sondern in vielen unglaublich anstrengenden Nächten mit Oliver ausgesprochen.

Er war hin- und hergerissen zwischen Verständnis, Wut und »Ach, leck mich doch«. Aber wer sollte das auf Dauer aushalten? Statt sich liebevoll unterm Zeltdach aneinanderzukuscheln, gab es nur Diskussionen, Ablehnung und böse Worte meinerseits. Genau diese Angst, nicht liebenswert zu sein, so wie ich war, trug ich nun nach außen. Ich verhielt mich genau so, wie ich auf keinen Fall selber behandelt werden wollte. Nämlich mit purer Ablehnung und Ekel. Zurückweisung. In jedem Moment vorgeführt zu bekommen, dass ich nicht angenommen werde.

Auf dieser Fahrt versuchte ich erst mal, Oliver wachzuhalten, denn ich hätte es wirklich nicht ausgehalten, wenn er eingeschlafen wäre. Ich stellte ihm belanglose Fragen, ich warf ihm vor, er lasse unseren Fahrer Jan im Stich, wenn er schlafen würde und Jan müsse wach bleiben. Als das nicht half, tauschten wir die Plätze. Ich wollte unbedingt vorne bei Jan sitzen. Offiziell, um Jan dabei zu unterstützen, wach zu bleiben, inoffiziell um diesem »Muttersöhnchen« zu entkommen. Ich hatte eine so unendliche Wut auf diesen Schwächling.

Spätestens jetzt hältst du mich bestimmt für völlig durchgeknallt. Für total gestört. Und du fragst dich, warum zur Hölle Oliver bei mir geblieben ist. Ich verstehe es selber bis heute nicht. Ich habe dieses Drama den gesamten Urlaub durchgezogen. Jede Nacht war ein einziger Horror für uns beide. Es wurde oft Mitternacht, bis wir uns alle in die Zelte begaben. Wenn es auf Mitternacht zuging, fingen meine Gedanken schon an zu kreisen. Angst. Wut. Überforderung.

»Ach, willst du schon schlafen?«, fragte ich Oliver dann möglichst unschuldig im Zelt.

»Ja, ich glaub schon«, sagte er etwas unsicher.
»Dann mach doch. Ich schlafe noch nicht. Als ob man um zwölf schon schlafen muss.«
»Na ja, bist du denn gar nicht müde?«, fragte er nach.
»Nö, um diese Zeit doch noch nicht«, gab ich arrogant zurück. »Dann geh ich noch an den Strand.«
Spätestens jetzt wurde es für Oliver sehr schwierig: Konnte er seine Freundin nachts alleine an den Strand lassen? Sollte er nicht auf sie aufpassen? In den ersten Nächten kämpfte er sich durch, ging mit mir an den Strand, und erst in den frühen Morgenstunden konnte er mich überreden, mit ihm zurück ins Zelt zu kommen und endlich zu schlafen. Aber nach einigen Tagen war er so übermüdet, dass seine Erschöpfung gewann und er mich alleine ziehen ließ.

Damit bewies er mir, dass auch er mich nicht wirklich liebte, wie auch sonst niemand. Denn welcher Mann lässt die Frau, die er liebt, nachts alleine am Strand zurück? Ich testete seine Liebe Nacht für Nacht, manchmal so bewusst wie gerade beschrieben, manchmal schlich ich mich auch aus dem Zelt, sobald Oliver schlief, und wanderte dann allein am Strand entlang. In diesen Stunden war es nicht nur äußerlich tiefste rabenschwarze Nacht, sondern genauso sah es auch in meinem Inneren aus. Ich wusste nun also, dass auch Oliver mich nicht liebte und dass ich es nicht wert war, dass jemand für mich das »Opfer« brachte, auch mal etwas müde zu sein. Ich war es nicht wert. Ich war gar nichts wert. Dreck. Einfach Dreck. Zum Wegwerfen. Abschaum. Ekelhaft. Überflüssig. Ich schlief viele Nächte gar nicht, weil ich natürlich kein Weichei und kein Muttersöhnchen war. Ich war tough und konnte was aushalten. So elendig es heute in meinen Ohren klingt, aber ich möchte nicht beschönigen, wie es war. Schlief Oliver, war da nur noch grenzenloser Hass – und Ekel. Schlief ich, verurteilte ich mich selbst für diese Schwäche. Viele Jahre lang konnte ich schlafende Menschen nicht ertragen. Sofort wieder diese erdrückenden, nicht auszuhaltenden Gefühle. Ich war angewidert, panisch.

Heute weiß ich, dass diese heftigen Gefühle nur das Außen waren. Im tiefsten Inneren verspürte ich Angst, Panik und eine tiefe Einsamkeit, die ich nicht aushalten konnte. Ich fühlte mich im Stich gelassen, sobald mein Partner schlief. Nicht nur Oliver, auch meine späteren Freunde. Wenn es Abend wurde, begann die Panik, denn dann war es irgendwann Zeit zum Schlafen. Das war mir aber zu diesem Zeitpunkt nicht mal ansatzweise klar.

Noch heute ist Schlaf nicht das entspannteste Thema für mich. Ich empfinde Schlaf als sehr intim. Manchmal kann ich es sehr gut aushalten und sogar genießen, neben meiner Frau einzuschlafen. Dann aber gibt es kurze Momente, eine Sekunde mit einem »falschen« Gedanken, und ich muss weg. Meine Frau kennt das inzwischen und geht entspannt damit um. Ich gehe dann ins Wohnzimmer, Mable kommt mit, und so fühle ich mich wieder sicher. Alleine sein zu können, nur Mable und ich, beruhigt mich in solchen Momenten. Dann kann ich wieder atmen und schlafen und am nächsten Morgen auch wieder Nähe zulassen.

Auf meine Hunde trifft das übrigens nicht zu. Im Gegenteil, hier ist es genau anders herum. Die möchte ich immer nah bei mir haben. Wenn Menschen im Schlaf zucken, wende ich mich unangenehm berührt ab. Zucken meine Hunde im Schlaf, finde ich es lustig und süß und sage amüsiert: »Oh, Mable erzieht gerade wieder einen Welpen.« Oder: »Oh, eine wilde Hasenjagd ist gerade im Gange.«

Ich habe mir oft Gedanken darüber gemacht, warum das mit Hunden so anders ist, und ich glaube, die Antwort ist ganz simpel. An meine Candy damals hatte ich keine Erwartungen. Sie musste nicht für mich da sein, sie musste mir nicht meine Einsamkeit nehmen, mich nicht beschützen oder mit mir sprechen, wenn ich es brauchte. Kurz gesagt: Ich erwartete von Menschen, dass sie mir helfen, dass sie mich aus meiner Einsamkeit und Hoffnungslosigkeit reißen würden. Umso tiefer der Fall, wenn ich wieder einmal merkte, dass dies niemandem gelang – niemandem gelingen konnte. Candy dagegen konnte ich uneingeschränkt lieben und an mich heranlassen. Und ironischerweise half sie mir dann umso mehr, ohne es zu wollen oder zu müssen. Bei ihr konnte ich akzeptieren, dass sie so war, wie sie war. Alle Menschen vorher hatten – unbewusst – einem Zweck gedient. Sie sollten mir meine Einsamkeit nehmen, mein Gefühl, nicht dazuzugehören, sollten meine innere Leere ausfüllen Aber Candy war ein Hund. Wer hätte je solche Ansprüche an einen Hund stellen können, noch dazu anfangs an einen kleinen, unschuldigen Welpen?

Candy war einfach da und war perfekt, so wie sie war. Ich habe meine Candy damals geliebt, genau so, wie sie war. Ich habe nicht erwartet, dass sie mir in irgendeiner Art und Weise hilft. Aber von Menschen habe ich immer etwas erwartet. Warum streiten sich Menschen? Doch ganz oft, weil ein Mensch die Erwartungen des anderen nicht erfüllt, und dann ist er enttäuscht.

Die Beziehung zu Oliver nahm ihren Lauf. Viele meiner Verrücktheiten waren für ihn sehr herausfordernd. Sein Alkoholproblem wiederum war es für mich. Wir liebten uns, aber wir taten uns nicht gut. Unsere Beziehung war viel zu extrem. SO sollte eine junge, erste richtige Liebe nicht sein.

Ich erinnere mich an viele Abende, in denen ich von Partys nach Hause fuhr und er blieb. »Trink nichts mehr bitte.«

»Geht klar.«

»Wirklich nicht.«

»Was denkst du? Dass ich mich jetzt hier hinsetze und den anderen beim Trinken zusehe?«

»Okay, aber nur noch ein Bier, ja?«

»Ja, okay. Danach fahre ich dann sowieso auch nach Hause.«

Und wenn ich mir dann am nächsten Tag die Geschichten anhörte, die alle noch so passiert waren auf den Partys, war klar, dass es nicht nur bei einem Bier geblieben war. Natürlich nicht.

Wenn Frank Bier getrunken hatte, wurden seine Küsse so ekelhaft für mich, dass ich mich manchmal übergeben musste. Wenn Oliver Bier getrunken hatte, kam er mir nicht näher. Aber er lallte. Und seine Bewegungen wurden ungelenk. Unkontrolliert. Unschön. Hässlich. Abstoßend.

Oliver und Simone. Simone und Oliver.

Wir konnten uns nicht retten. Es war noch nicht an der Zeit. So blieb mir nur, zu gehen. Und das habe ich tatsächlich geschafft. Mit Oliver hatte ich einen Freund an meiner Seite, der mich einfach so liebte, wie ich war. Das weiß ich heute und es hätte ein Grund sein können, bei ihm bleiben zu wollen. Aber wir taten uns einfach nicht gut. Das hatte ich erkannt. Und so beendete ich unsere Beziehung.

Danach trank er noch mehr. Gütersloh ist ein Dorf, deshalb hörte ich bald von verschiedenen Menschen, dass Oliver nun nur noch trank. Schlägereien waren bei ihm wohl an der Tagesordnung, und er verlor sich selbst. Ich habe ihn geliebt. Wir haben uns vier Jahre lang begleitet und geliebt. Ich habe unter der Trennung gelitten, aber ich habe mich auch befreit gefühlt. Weg von der ständigen Angst, dass er wieder irgendwo betrunken herumlungert. Er hat mir niemals etwas angetan, das ich nicht wollte. Er war niemals übergriffig im eigentlichen Sinne. Er hätte mich niemals angefasst, wenn ich Nein gesagt hätte.

Wir waren beide jung, innerlich noch Kinder, und unsere erste Romanze hätte anders sein sollen. Wir hätten den Sex gemeinsam entdecken und genießen sollen. Rumprobieren, Lachen, Spaß haben. Stattdessen war Sex für uns beide ein Desaster. Ich habe Sex für Oliver zu einem Desaster gemacht. Das Desaster hat sich fortgepflanzt wie eine Bazille. Ein Virus, der sich ausbreitet, und man kann ihn irgendwie nicht stoppen. Heute ist Oliver glücklicher Familienvater und lebt in Norddeutschland in einem kleinen Dorf. Wir haben sporadisch Kontakt, telefonieren manchmal zu unseren Geburtstagen. Es ist schön, dass wir uns noch so gerne mögen, aber wir sprechen nie über unsere gemeinsame Vergangenheit. Vielleicht, weil es für beide zu schmerzlich ist.

Hilfe gibt es nicht

Nun war ich also wieder solo. Aber es ging mir nicht gut. Ich verlor meinen Lebenswillen. Ich verlor Energie. Ich wurde in der Schule schlechter. Ich hatte kaum noch Freude am Tennis. Ich schnitt und schnitt. Ich wünschte mir Ruhe und Rückzug, aber wenn ich dann alleine war, konnte ich das kaum ertragen und verabredete mich schnell wieder.

Zum Glück waren Tina und ich immer noch ein unzertrennliches Gespann, und ihr konnte ich so manches erzählen. Sie spürte ganz deutlich, dass etwas nicht stimmte. Wir redeten über fast alles. Wir wussten auch fast alles voneinander, und wir waren offen und ehrlich miteinander. Wir zwei sprachen über meinen immer stärker werdenden Wunsch, dem Leben ein Ende zu setzen. Ich erinnere mich an eine Situation im Physikunterricht. Da ich dort eh kein Wort verstand, konnten wir auch quatschen, das machte keinen Unterschied. Tina sah meine Schnitte am Arm.

»Was hast du gemacht?«, fragte sie ganz unaufgeregt.

Ich grinste sie an. Dann zuckte ich mit den Schultern.

»Hast du dich geschnitten? Warst du das selbst?«

»Ja.«

»Warum?«

Tja, warum. Das war eine gute Frage. Weil ich so oft traurig war und mein Lebenswille immer schwächer wurde. Weil ich anfing, meinen dicken, unförmigen Körper zu hassen. Tina war ziemlich dünn, das gefiel mir. So wollte ich auch sein. Nicht wie meine Mutter und dafür gehänselt werden. Dabei spielte ich Tennis und Volleyball und hatte objektiv betrachtet eine ganz normale, sportliche Figur. Aber in MEINER Vorstellung wurde ich dicker und dicker und musste deswegen weniger und weniger essen.

Tina war die erste Person in meinem Umfeld, die auf die Idee kam, dass ich Hilfe bräuchte. Ganze Nachmittage verbrachten wir mit Tee trinken und Quatschen. Tina konnte ich vertrauen, und irgendwann meinte sie: »Simone, ich mache mir echt Sorgen um dich. So kann es doch nicht weitergehen. Vielleicht solltest du mal zu einem Psychologen gehen?«

Ich staunte nicht schlecht. Klar, ich fühlte mich meistens eher schlecht als zufrieden. Aber ich lebte schon so lange damit, dass ich überhaupt nicht erkannte, was daran nicht normal war. Es war eben so. Ich war eben einfach nicht so dünn, so glücklich, so erfolgreich wie die anderen. Und ich tat auch vieles dafür, nach außen hin wie ein normaler Teenager zu wirken. Sprach mich meine Mutter darauf an, wie es mir gehe, wiegelte ich ab: »Alles gut, alles prima.« Ich setzte ein Lächeln auf und machte weiter. Ich hatte eine Heidenangst davor, abgelehnt zu werden. Im Gegenteil, ich wollte es allen anderen recht machen, normal sein. Aber ich tat eben nur so.

Meine Oma mütterlicherseits hatte Panikattacken gehabt. Das weiß ich, weil mir meine Mutter davon erzählt hat. Sie kam in eine Klinik und wurde in eiskalte Badewannen gesetzt. SO hat man früher psychische Probleme behandelt. Daraufhin bekam meine Oma eine Lungenentzündung und verstarb. SO hat die Generation meiner Eltern den Umgang mit emotionalen Nöten kennengelernt. WIE sollten sie nun ihrer Tochter helfen können? Eine Therapeutin hat mir später mal gesagt, sie finde meine Mutter überhaupt nicht sympathisch. Sie sei ja gar nicht für mich da gewesen. Aber das stimmt so nicht. Sie hat ja versucht, mit mir zu reden. Aber sie kam einfach nicht an mich ran. Ihr blieb nur übrig, zu beobachten, mitzuleiden und auf eine Chance zu warten, die sich hoffentlich irgendwann bieten würde, um mir zu helfen. Hätte sie anders handeln können, hätte sie es getan. Hätte sie eine Lösung gehabt, hätte sie diese umgesetzt.

Die Generation meiner Eltern war eine andere als die heutige. Sie hatte nicht gelernt, über ihre Gefühle zu reden. Die Generation meiner Eltern musste handeln, nicht quatschen. Meine Eltern haben einen Krieg miterlebt. Und dann musste das Land wieder aufgebaut werden. Sie mussten überleben. Sie haben sich hochgearbeitet. Und sie taten alles, damit wir Kinder es besser hatten. Eben auf ihre Weise.

Ja, es ist richtig. Sie haben bei mir nicht gehandelt. Vielleicht haben sie bei mir weggeschaut, weil sie überfordert waren. Weil es ihnen fremd war. Aber vielleicht auch, weil sie es gar nicht begriffen haben. Ich habe ja nie gesagt, dass es mir schlecht gehe. Und so einfach sollte das mit einer Therapie auch nicht werden, wie ich noch viele Male in meinem Leben feststellen musste.

Tina jedenfalls versuchte, mir zu helfen. Mit meiner Einwilligung sprach sie mit ihrer Mutter über mich, denn sie wusste, dass diese einen Bekannten in Versmold hatte, der Psychologe war. Eine Koryphäe, ausgebucht, lange Warteliste. Aber mit diesem Vitamin B bekam ich schnell einen Termin dort.

Als Erstes machte der Psychologe einen Test mit mir. Ich sollte ein Bild ausmalen. Ich bekam die Vorlage mit nach Hause und sollte sie ausgemalt wieder mitbringen. Das tat ich. Ich nahm sie mit und setzte mich an meinen Schreibtisch, wo ich mit einem schwarzen Kugelschreiber auf dem Blatt herumkritzelte. Viel fiel mir nicht ein, aber irgendwie hatte ich das Bild dann gefüllt und steckte es zum nächsten Termin ein. Als der Psychologe mein Werk begutachtete, machte er große Augen. Er sagte, ich sei hochgradig depressiv und zeigte mir die Ergebnisse anderer Patienten. Sie waren in verschiedensten Farben ausgemalt. Manche waren richtig bunt, manche hatten sich mit zwei Farben begnügt. Ich aber hatte einfach nur Schwarz genommen. Die Bilder der anderen zeigten schöne Szenen, mein Bild war einfach nur bedrohlich schwarz und so schlecht ausgemalt, als hätte das ein dreijähriges Kind getan. Als er das sagte, da fiel es mir auch auf. Ach ja, ich hätte auch Farben nehmen können. Ich war überrascht, ich war absolut nicht auf die Idee von Farben gekommen. Ich hatte das Bild ausgemalt, als gäbe es gar keine Farben.

An vieles, was wir in dieser Therapie besprachen, kann ich mich nicht erinnern. Relativ bald empfahl mir der Psychologe autogenes Training und gab mir eine Kassette mit einer Anleitung mit nach Hause. Ich war unglücklich und machte jetzt autogenes Training. Heimlich! Denn das war mir äußerst peinlich, das weiß ich noch genau. Wenn ich die Kassette abspielte, schloss ich meine Zimmertür ab und betete die ganze Zeit, dass niemand käme. »Was machst du? Warum hast du abgeschlossen?«, würde ich dann gefragt werden. »Ach, nichts weiter. Nur autogenes Training«, würde ich dann ganz entspannt und fröhlich antworten ... Eben nicht! Mir war das schrecklich peinlich. Ich wollte auf keinen Fall erwischt werden. Du kannst es dir schon denken, das Ganze war ohne Effekt. Wie soll man sich entspannen, wenn man die ganze Zeit Angst hat, gestört zu werden und in Habachtstellung dasitzt? Gar nicht natürlich.

Der Psychologe machte einen weiteren Test mit mir. Ich musste viele Seiten mit Persönlichkeitsfragen ausfüllen. Das tat ich. Ich hatte Zeit und Ruhe, als ich diesen Test ausfüllte. Ich war weder gestresst noch in Eile. Und doch sagte er beim nächsten Termin zur Auswertung, entweder sei ich schizophren oder hochbegabt, denn ich hätte die Fragen völlig verwirrt, gegensätzlich und widersprüchlich ausgefüllt. Auch das war mir überhaupt nicht klar. Ich hatte alles so ehrlich wie möglich beantwortet. Ich war mir ganz sicher gewesen, alles ordentlich ausgefüllt zu haben. Und doch war das totale Chaos dabei herausgekommen. Ich verstand es nicht.

Danach war ich nicht mehr oft dort, denn es kamen immer weniger Therapien zustande. Ich schloss daraus: Der Psychologe hat keine Lust mehr, mit mir zu arbeiten. Er konnte mir nicht helfen. Ich musste eben einfach weitermachen, auch wenn mir das zusehends schwerfiel. Ich fühlte mich alleingelassen.

Lange Zeit in meinem Leben war ich irrtümlicherweise der festen Überzeugung, dass ich nicht liebenswert und zudem wertlos wäre. In diesem Fall sogar so wertlos, dass nicht mal ein Fachmann sich Zeit für mich nähme. Nach meiner Interpretation hatte er bereits nach wenigen Stunden herausgefunden, was für ein Wurm ich war. Kein Wunder, dass er nicht mehr mit mir weiterarbeiten will, hatte ich gedacht. Thema Therapie erledigt. Klappe zu. Das sehe ich mit den Augen der Erwachsenen, die ich heute bin, natürlich anders.

Die totale Kontrolle

Helfen konnte mir lange Zeit nur das Schneiden. Und dann, als ich zwanzig Jahre alt war, entdeckte ich noch ein Ventil für meinen inneren Druck: Ich begann zu hungern.

Ich machte mein Abi. Wie ich das geschafft habe, ist mir bis heute schleierhaft. Ich habe wenig bis gar nicht gelernt und noch weniger verstanden. Außer in Deutsch war ich in keinem Fach gut. Trotzdem habe ich mein Abi geschafft, und das mit einem Mangelhaft plus in Mathe. Mein Abi war einfach egal. Ich hatte es und gut. Es hat mir nie im Weg gestanden oder mich an irgendwas gehindert. Und heute schmunzele ich darüber. Ehrgeizig war ich nicht, und meinen Vater hat es gefühlt sowieso nicht interessiert. Meine Mutter liebte mich auch mit schlechten Noten, also war doch alles gut. Nach dem Abi war ich ratlos, wie es weitergehen sollte. Ich wollte Logopädin werden, aber das war utopisch – dachte ich zumindest. Also hängte ich ein Jahr Handelsschule dran.

In dieser Zeit lernte ich Jan kennen – und wie immer, wenn ich eine Beziehung einging, wenn ich mich verliebte, spielten meine Gefühle verrückt. Alle Sorgen, die ich vorher hatte, wurden lächerlich. Denn jetzt fing mein Horrortrip erst richtig an. Bis hierher war ich noch ich selber gewesen oder zumindest immer mal wieder. Aber jetzt lief es aus dem Ruder, und ich konnte es nicht verhindern. Es war niemals Jans Schuld. Dennoch war er der Auslöser für meine Qual und gleichzeitig mein Retter. Ohne ihn hätte ich diese Welt in dieser Zeit verlassen, da bin ich mir heute ziemlich sicher. Aber mit ihm hatte ich wenigstens manchmal Stunden, in denen ich noch gespürt habe, dass ich leben wollte.

Jan war das Gegenteil von Oliver: sehr schüchtern, so gut wie keinen Alkohol trinkend, ruhig, schlank und sportlich. Ich fand ihn toll. Ich war bereits verliebt bis über beide Ohren, als wir uns zu unserem ersten Date auf dem Gütersloher Weihnachtsmarkt trafen. Während ich bei Oliver kaum etwas sagen musste, da er die ganze Zeit gequasselt und erzählt hatte, sprach Jan kaum. Ich musste mich richtig bemühen, das Gespräch am Laufen zu halten. Aber das war egal, ich fand es schon aufregend, ihm nahe zu sein.

Wir verabredeten uns wieder, doch in mir entwickelte sich ein fataler Gedanke: »Er kann sich nur in mich verlieben, wenn ich so schlank bin wie er.« Wie viel ich wirklich mehr gewogen habe als Jan, weiß ich gar nicht. Aber für mich fühlte es sich so an, als ob ich im Vergleich zu ihm richtig dick wäre. Heute ist mir natürlich klar, dass ich einfach einen weiblichen Körper hatte, der von Natur aus mehr Rundungen hat als der eines Mannes, aber damals habe ich mich in diesem weiblichen Körper nicht herrlich fraulich attraktiv, sondern dick und unförmig gefühlt. Zum einen ist das ja ein typisches Problem vieler Frauen, sich zu dick zu fühlen. Zum anderen hat mein Vater ständig an der Fülle meiner Mutter herumgemäkelt, und das habe ich leider auch eingesaugt. Eine Frau muss schlank sein, um geliebt zu werden. Sie wird nicht einfach so geliebt, wie sie ist. Sondern sie muss schlank sein.

Jan und ich trafen uns fast jeden Abend, oft fuhren wir nach Bielefeld in eine Öko-Disco. Dort saßen wir dann stundenlang beieinander, schauten uns verliebt in die Augen und schwiegen. Ich überlegte mir, meinen Kalorienkonsum auf 1.500 zu reduzieren und stieg auf Knäckebrot mit Quark um. Mein Plan ging auf, ich verlor Gewicht. Ich wog erst 63 Kilo, dann 62, dann nur noch 60. Das gefiel mir. Meine Mitschüler sprachen mich an, dass ich ein super Figürchen bekommen hätte. Ich verlor weiter an Gewicht. 59, 58, 55. Meine Mitschüler sagten, nun sei es aber genug. 54, 53, schließlich nur noch 50. Meine Mitschüler sagten, nun machten sie sich langsam Sorgen, aber das hielt mich nicht auf.

Ich war magersüchtig geworden. Während meiner Zeit mit Frank hatte ich auch wenig gegessen. Viel zu viel Stress und Angst hatten meinen Stoffwechsel aus der Bahn geworfen. Aber das hier war etwas ganz anderes. Ich wurde den Gedanken nicht los, dass ich nur dann liebenswert wäre, wenn ich dünn wäre . Oder, noch gesteigert: »Je dünner ich bin, desto liebenswerter bin ich.«

Schließlich wog ich deutlich weniger als der superschlanke Jan. Aber ich wollte mehr. Wenn ich NOCH dünner wäre, dann würde er mich ja NOCH mehr lieben. Also machte ich weiter.

In dieser Zeit begann ich eine Ausbildung zur Industriekauffrau bei Bertelsmann – auch auf Anraten meiner Eltern. Objektiv betrachtet war das eine sehr gute Ausbildung, aber nicht für mich. Die Themen interessierten mich einfach nicht. Sitzen, Buchhaltung, Rechnungswesen, immer noch Sitzen, Ordnung, Büroarbeit, das Sitzen hörte immer noch nicht auf – das war eindeutig nicht meine Leidenschaft. Ich wollte mich bewegen, machte viel Sport, auch zusammen mit Jan.

Mittlerweile hätte ich das Abnehmen bleiben lassen können, denn Jan und ich waren ein festes Paar geworden. Aber ich war nun meilenweit entfernt von einer Diät, sondern mittendrin in der Magersucht. Und da Magersucht keine Grenzen kennt, war mein Gedanke jetzt: »Wenn du NOCH dünner bist, liebt er dich noch mehr und bleibt bei dir.« Ich hatte eine Heidenangst, dass er mich verlässt, wenn ich nicht dünn, dünner, am dünnsten bin. Langsam war es nicht mehr zu übersehen, dass ich ein echtes Problem hatte: Meine Rippen, meine Wirbelsäule, alles stach hervor, war nur noch Haut und Knochen. Wenn ich Tennis spielte, wunderte ich mich selbst darüber, wie ich auf so dünnen Beinen so schnell und ergiebig laufen konnte. Aber es ging. Ich hatte noch lange Zeit viel Kraft.

Ich konzentrierte mich immer stärker auf meinen Bauch und meine Waden. Das waren die einzigen Körperteile, die sich meinem Willen und meiner Disziplin nicht unterwarfen und dafür hasste ich sie. Morgens, noch nüchtern, war mein Bauch ganz flach. Aber sobald ich etwas aß, fing er an, sich zu wölben. Diese Rundung verabscheute ich. Ich schämte mich für meinen »dicken« Bauch und dachte immer, wenn er endlich auch dünn wäre, dann wäre alles gut. Dann könnte ich aufhören. Dann hätte ich, was ich wollte. Aber es hörte nie auf. Mein Bauch blieb nicht dauerhaft schlank. Ich wusste mit meinem Verstand, dass es gar nicht anders möglich ist, aber mein Gefühl, meine Ängste, meine Panik, mein Kontrollwahn – sie alle verhinderten, dass ich mich damit arrangieren konnte. Wenn man sehr, sehr dünn ist – und das war ich dann mit 45 Kilo –, dann ist klar, dass man es von außen sieht, sobald etwas in den Bauch kommt. Aber ich wollte, dass es anders ist. Ich wollte, dass das Unmögliche möglich wird, und daran scheiterte ich – natürlich. Genau so erging es mir mit meinen Waden. Sie blieben für alle Zeit kräftig. Meine Oberschenkel wurden schön dünn, aber die Waden zogen einfach nicht nach. Mein Vater sagte in einem Urlaub mal zu mir: »Mensch Simone, wir erleben hier einen so wunderbaren Urlaub, und du bist gertenschlank und gesund. Wie kann es da sein, dass du dich so über deine Waden aufregst?« Er hatte recht. Er hatte, mit normalen Maßstäben betrachtet, so sehr recht. Aber normale Maßstäbe gelten nicht bei Magersucht. Und gerade er, der immer über die Kilos meiner Mutter meckerte, musste das jetzt sagen.

Die Waage wurde mein bester Freund und gleichzeitig mein größter Feind. Jeden Morgen war es meine erste Tat, auf die Waage zu steigen. Und je nachdem, was sie anzeigte, wurde es ein guter oder ein schlechter Tag. Zeigte die Waage Gleichstand oder sogar weniger an als am Tag davor, war alles gut. Ich konnte aufatmen. Zeigte die Waage aber mehr an, wurde ich wütend und verzweifelt, ja, ich würde es sogar panisch nennen. Ich fühlte mich hilflos ausgeliefert, denn ich konnte aktiv, zumindest in diesem Moment, nichts dagegen tun. Ich hatte keine Kontrolle, keinen Einfluss, das war das Allerschlimmste. Abends ging ich dann noch mal auf die Waage – und zusätzlich oft auch noch tagsüber. Zeigte sie das »Falsche« an, hasste ich mich. Ich hasste mich sowieso, aber dann ganz besonders. Egal, wie dünn ich wurde, ich fand mich immer weiter dick und unförmig.

Ich war mit Jan oft in der Disco. Wenn wir dann nachts nach Hause kamen, aßen wir Eis. Vanilleeis, manchmal die ganze Packung. Ich aß ansonsten fast nichts, aber die große Eispackung nachts vernichtete ich komplett, das war vielleicht sogar so etwas wie Genuss. Das Eis war die einzige »Mahlzeit«, die mir nichts ausmachte, denn am nächsten Morgen blieb die Waage unbeeindruckt davon.

Essen und Nichtessen, Kalorien und Kalorienverbrauch bestimmten mein Leben. Was so harmlos mit etwas weniger Bauch haben wollen angefangen hatte, wurde zum Wahn. Mein Gewicht und meine Figur bestimmten über alles. Ein Gramm weniger: gute Laune; ein Gramm mehr: Tränen und Verzweiflung. Jedes Körnchen, das ich zu mir nahm, beschäftigte mich. Ich wusste exakt, welches Lebensmittel wie viele Kalorien hat und wog alles haarklein ab.

Es ist kein Wunder, dass viele Borderliner Essstörungen haben. Denn das Thema hinter der Magersucht ist oft Kontrolle. So oft hatte ich den Eindruck, dass meine Gefühle MICH kontrollierten, und wahrscheinlich suchte ich deshalb unbewusst nach etwas, das ich kontrollieren konnte. Über das ich bestimmen konnte. Kontrolle gab mir Sicherheit. Aber was im Leben ist schon wirklich sicher? Die totale Kontrolle gibt es nicht, wer sie sucht, der kann nur scheitern. Ob du stirbst oder krank wirst, ob deine Eltern sich trennen oder dein Partner mit dir glücklich ist, ob du deinen Job verlierst oder die richtige Wohnung findest – du kannst vieles beeinflussen, aber wirklich bestimmen kannst du davon nichts. Ich jagte also die ganze Zeit einem Phantom hinterher, einem unerreichbaren Ziel.

Ich konnte zwar mein Gewicht einigermaßen kontrollieren, aber sonst nichts im Leben. Ich wollte gut sein in der Schule, aber das war ich nicht. Ich wollte besser Tennis spielen können, das tat ich aber trotz vieler Stunden täglich auf dem Tennisplatz nicht. Ich kam an meine Grenzen, ich konnte nicht alles und jeden beeinflussen. Ich hasste mich für meine Dummheit, und ich hasste mich immer weiter für meine Unförmigkeit und Hässlichkeit.

Ich galt als hübsch, attraktiv, beliebt. Aber ich fühlte mich hässlich, fett und unförmig. Fremd- und Eigenwahrnehmung klafften extrem auseinander. Eigentlich war mein ganzes Dasein von dem Gedanken beherrscht, ich wäre nichts wert. All die Jahre sagte ich mir diese Sätze vor: »Du bist nichts, Simone, du bist Abschaum. Du bist widerlich.« Immer weiter. Ich war es nicht wert, geliebt zu werden. Ich war es nicht mal wert, essen zu dürfen. Und wenn essen, dann nur, wenn ich dafür etwas geleistet hatte. Also kombinierte ich das Essen mit körperlicher »Leistung«. Hatte ich Sport gemacht, gönnte ich mir ein paar Krümel mehr zu essen. An sportfreien Tagen aß ich wie ein Spatz, denn dann hatte ich es nicht verdient, etwas zu essen. Essen dürfen hatte etwas mit Liebe zu tun. Mit Wert. Und einen Wert hatte ich nur, wenn ich auch etwas leistete. Ich fühlte mich ungeliebt, auch gar nicht liebenswert und so richtig wertlos. Und das Einzige, das diese Gefühle etwas eindämmen konnte, war, eine »Leistung« zu erbringen. Gewann ich im Tennis, glaubte ich, dass mein Vater mich lieben könnte. Verlor ich, war ich auf keinen Fall für irgendwen liebenswert.

Ich reduzierte meine Kalorienmenge immer weiter. Aus 1.500 Kalorien machte ich 1.200 Kalorien. Als ich merkte, dass das funktionierte, wurden daraus 1.000 Kalorien, und als auch das gut ging, 800. Meine letzte Station waren dann 500 Kalorien. Tief in meinem Inneren wusste ich, dass das nicht gesund war, was ich da tat. Aber ich konnte damals nicht anders.

Die Jahre meiner Magersucht waren geprägt von Hass und Wut auf mich selbst. Ich habe viele, viele Jahre daran gearbeitet, mich selbst wieder zu lieben – heute kann ich es endlich. Heute kann ich voller Inbrunst sagen: »Ich liebe mich.« Es fühlt sich gut und richtig und schön und wahr an. Ich sage es und fühle es auch wirklich. Aber ich akzeptiere meinen Bauch noch immer nicht. Ich liebe ihn, aber es gibt immer wieder Momente, wo ich seine Form verurteile. Er kommt mir falsch vor. Der Unterschied zu früher ist aber, dass er keinen Hass und keine Wut mehr hervorruft. Ich betrachte ihn und sage ihm: »Bäuchlein, du bist süß. Aber jetzt arbeiten wir mal wieder an deiner Form.« Ich kann liebevoll mit meinem Bauch umgehen, ebenfalls mit meinen Waden. Ich bin dankbar für meine starken Beine, auch wenn sie nicht so schön sind, wie ich sie gerne hätte. Ich nehme mich so an, wie ich bin. Ich nehme meinen Körper so an, wie er ist. Wir sind echte Freunde geworden.

Heute, mit über 50 Jahren denke ich schon mal: »Ich könnte mal wieder mehr Sport machen« oder »Ein paar Kilo weniger wären nicht schlecht.« Aber ich denke es, wie es ein ganz normaler Mensch denkt und nicht wie ein Süchtiger. Diesen Unterschied zu früher habe ich mir in all den Jahren erarbeitet und darüber freue ich mich sehr. Ich bin ungeheuer stolz auf mich, dass ich das geschafft habe. Es war ein weiter und langer Weg, aber er hat sich gelohnt. Er hat sich doppelt und dreifach und zehnfach und hundertfach und tausendfach gelohnt.

Egal, wie lang dieser Weg ist, und egal, wie aussichtslos er erscheint: Gib niemals auf. Niemals! Gehe jeden Tag einen Schritt in die richtige Richtung, wenn es gut läuft, auch zwei oder mehr. Die Wege verändern sich. Mal ist dein Leben eine breite Straße, auf der du gut vorankommst. Mal ist es ein verschlungener Pfad voller Dornen, und du schürfst dir die Beine unterwegs auf. Egal! Geh weiter. Die Schürfwunden heilen, und dann wird der Pfad wieder breiter. Mal steigt der Weg so sehr an, dass du aus der Puste gerätst und ordentlich ins Schwitzen kommst. Egal. Luft holen. Tief durchatmen und weitergehen! Gib niemals auf. Niemals! Es wird besser! Wenn du wirklich willst, wird es besser.

Ich falle auf

Ich hätte längst Hilfe gebraucht, aber niemand kam an mich ran. Meine Mutter nicht, meine Freundinnen nicht, und sogar Jan konnte nichts ausrichten. Meine Umgebung war völlig überfordert mit mir. SO einen drastischen Fall kannten sie nicht. Woher auch. Sie waren ganz normale Menschen, keine Psychologen. Und er sollte ja noch drastischer werden. Ich erinnere mich noch gut an eine Situation, die von meiner Tante Ilse sicher unterstützend gemeint war, aber das Gegenteil bewirkte. Als ich einmal vom Sport kam, war sie gerade bei uns zu Besuch. Ich duschte und zog mich um. Im Bad trafen wir uns kurz, und sie sagte: »Och, so schlimm dünn bist du gar nicht. Das geht ja noch.« Ich ließ mir nichts anmerken und schwieg, aber ich war entsetzt. Ich wollte der dünnste Mensch der Welt sein, war neidisch auf jeden, der mir begegnete und dünner war als ich – und nun sagte mir jemand, ich sei ja gar nicht so dünn?

Diese Aussage meiner Tante war schrecklich. Sie hatte meine Krankheit nicht verstanden. Sie war die ältere Schwester meine Mutter, also ebenfalls im Krieg großgeworden mit vielen Entbehrungen. Sie hatte Hunger als Qual erlebt, da war es für sie sicher unvorstellbar, dass jemand absichtlich hungerte. Für mich hieß das aber, noch mehr hungern, noch dünner werden, es reichte noch lange nicht.

Später erzählte ich meiner Mutter von der Begegnung: »Tante Ilse hat gesagt, so dünn sei ich gar nicht. Findest du das auch?«

Meine Mutter merkte wohl, dass mir die Aussage ihrer Schwester zugesetzt hatte und antwortete: »Doch Schatz, du bist extrem dünn. Tante Ilse hat sich auch richtig erschreckt, als sie dich gesehen hat. Aber sie wollte dich beruhigen.« Da war meine Welt wieder ein Stück weit in Ordnung. Ich war also doch dünn und somit etwas liebenswert.

Mein Vater reagierte nicht mit Verständnis, sondern mit Wut. Eines Abends sprach er auf einmal nicht mehr mit mir. Das ließ nichts Gutes erahnen. Ich wusste nicht, was ich falsch gemacht hatte, aber ich wusste, DASS ich etwas falsch gemacht haben musste. Schweigen war für mich emotionale Folter, Abweisung pur. Auch heute noch kann ich Schweigen schwer ertragen. Miteinander sprechen, die Dinge klären, und dann ist wieder gut, das ist meine Devise.

Aber das war wohl nicht die Devise meines Vaters. »Papa, was ist los?«, fragte ich also todesmutig, denn ich hatte Angst vor seiner Antwort.

»Du hast heute Abend mal wieder nichts gegessen beim Abendbrot«, sagte er mit wütendem Gesichtsausdruck.

»Doch, hab ich. Ich hab doch ein Toastbrot gegessen«, widersprach ich.

»Ja, eine Scheibe trockenes Toastbrot. Das ist ja wohl ein Witz. Ich bin stinksauer. Du bist schrecklich dünn. Iss endlich was!«, schnauzte er mich an, und so versprach ich ihm, wieder mehr zu essen. Sein Gesicht wurde wieder freundlich, und es war wieder alles gut – zumindest für diesen einen Abend, denn natürlich aß ich nicht mehr.

Ich kapselte mich immer mehr vom Familienleben ab. Natürlich wussten oder ahnten meine Eltern, dass etwas nicht mit mir stimmte. Es war unübersehbar, dass ich kaum noch etwas zu mir nahm und Sport trieb wie besessen. Nicht zu vergessen die Schnitte an meinem Körper, die ich zwar verbarg, die aber natürlich allen, die mit mir zusammenlebten, auffallen mussten.

Zwar versuchte ich, meinen Tag irgendwie durchzustehen, aber der Stress war unausweichlich: der ungeliebte Job bei Bertelsmann; meine Liebe zu Jan und die bodenlose Angst, verlassen zu werden; mein Hass auf mich selbst; das heimliche Schneiden und das sich unablässig drehende Gedankenkarussell rund ums Essen … Der Druck war immens.

Ich erinnere mich an einen Nachmittag, an dem ich völlig trostlos im Wohnzimmer vor mich hin vegetierte. Ich war unendlich traurig und hoffnungslos. Ich ging zu meiner Mutter und sagte ihr das. »Ach Mutti, ich bin so traurig. Mir geht es gar nicht gut.«

Sie zog mich zu sich auf den Schoß, welche Wohltat. »Kind, das liegt bestimmt am Essen. Du musst unbedingt wieder mehr essen. Das ist nicht gesund, was du da tust.« Ich lachte innerlich auf. Ha, ha, ha. Toller Tipp.

Ich verstehe meine Mutter heute zu hundert Prozent. Wäre ICH im Krieg aufgewachsen, vielleicht wäre ich niemals magersüchtig geworden. Aber damals war diese Aussage ein Schlag ins Gesicht. Ich wollte verstanden werden. Ich sehnte mich so sehr nach einem Menschen, der mich verstand. Jemand, der WUSSTE, wie es mir geht. Irgendjemand, der das wegmachen konnte. Egal wer, Hauptsache, derjenige verstand mich. Aber so jemanden gab es nicht. Dieser Mensch war ich selbst, doch zu der Zeit war ich unendlich weit davon entfernt, derjenige für mich zu sein.

Ich drückte meine Mutter, stand auf und war wieder ganz alleine. Ich hätte sagen können, dass ich da auf ihrem warmen, weichen Schoß noch eine Weile sitzen bleiben möchte, aber damals war ich dazu nicht in der Lage. Sie wäre auf ihre Art für mich da gewesen. Sie hätte für mich jedes Essen der Welt gekocht, damit ich endlich wieder zunähme. Aber mir die Gewissheit geben, dass sie mich verstand, auf die Art, auf die ich es gebraucht hätte, das war ihr einfach nicht möglich. So stand ich auf, zog meine Sportklamotten an und lief los. Zu meiner Magersucht war längst auch die Depression bei mir eingezogen, aber das ahnte ich in diesem Moment noch nicht, denn noch konnte ich sie mit dem Sport im Zaum halten.

Ich fiel auf. Immer mehr. Ich weinte viel, selbst Kleinigkeiten brachten mich aus der Fassung. Sagte ein Familienmitglied ein falsches Wort oder überhaupt ein Wort über mein Essverhalten, wurde ich sofort bitterböse, schnauzte zurück und verließ das Zimmer. Ich wollte nicht mehr beobachtet werden, aber ich spürte, dass mich meine ganze Familie beobachtete.

Und dann, endlich, als die Hoffnungslosigkeit mich schon fast erdrückte, gab es einen Silberstreifen am Horizont: Ich traf auf jemanden, dem ich alles erzählen konnte.

Da ich ständig Unterleibsschmerzen hatte, ging ich zu meinem Gynäkologen, um der Ursache auf den Grund zu gehen.

Er entdeckte eine Menge Zysten in meinen Eierstöcken, die da nicht hingehörten. Diese wurden von einem Tumor produziert, der ebenfalls entfernt werden musste. Mehrere Operationen folgten. Endlich passierte etwas, das meine ungesunden »Routinen« durchbrach. Mein Frauenarzt operierte mich und machte kurze Zeit später einen Hausbesuch, um nach mir zu sehen. Hier bot sich für meine Mutter endlich die Möglichkeit, Unterstützung zu finden für ihre kranke Tochter. Sie ergriff diese Gelegenheit und sprach mit dem Arzt über mich. Das war eine sehr gute Idee: Sie konnte nichts ausrichten bei mir, fand aber dennoch eine Lösung, die mir wirklich helfen sollte.

Mein Gynäkologe sah wohl sofort, dass die Lage wirklich ernst war, denn er nahm sich viel Zeit für mich. Er war ein stattlicher Mann mit einem kleinen Rauschebart, zu dem ich großes Vertrauen hatte. Durch seine Brille schauten zwei kleine, kluge Augen, die mir stets Sicherheit und Geborgenheit vermittelten. Bei ihm fühlte ich mich wohl und sicher.

Kurze Zeit später hatte ich einen Nachsorgetermin in seiner Praxis, und zum Abschied sagte er: »Mädchen, du bist heute Abend um sechs, nach Praxisschluss wieder bei mir. Wir müssen reden.«

Die Gespräche mit meinem Gynäkologen taten mir vom ersten Moment an richtig gut. Er hatte Verständnis für mich, machte mir aber auch Beine und ermunterte mich, für mich einzustehen. Das zu tun, was ICH mir wünschte, und vor allem, dafür auch den Ar… hochzukriegen und ins Handeln zu kommen. In den Gesprächen mit ihm hatte ich einen Menschen vor mir, der verstand, was ich fühlte. Er redete mit mir nicht über Essen oder Nichtessen, sondern über meine Gefühle und Zukunftspläne.

»Wie gefällt dir deine Ausbildung?«, fragte er als Erstes.

»Geht so.«

»Was hast du für Zukunftspläne? Willst du studieren?«

»Ich möchte Logopädin werden. Aber das klappt nicht.«

»Warum denn nicht?«

»Ich hab mich an allen Schulen beworben und nur Absagen bekommen.«

»Hast du es auch im Ausland versucht?«

»Öhm, neee.«

»Hast du geprüft, ob du Logopädie auch studieren kannst?«

»Öhm, nee, auch nicht.« Nichts dergleichen hatte ich getan. Ich hatte ein paar Bewerbungen abgeschickt und dann aufgegeben. Viel zu schnell.

Mein Gynäkologe wurde mein Vertrauter. Für mich war er nicht nur mein Frauenarzt, für mich war er wie ein Therapeut, und ich genoss die Zeit mit ihm sehr. Hier fühlte ich mich verstanden. Ich kam in unregelmäßigen Abständen alle paar Wochen zu ihm in die Praxis, um zu reden – um alles loszuwerden, was mich beschäftigte. Er konnte natürlich keine Wunder bewirken, aber jeder einzelne Termin tat mir gut.

»Wie geht es dir heute?«, fragte er mich jedes Mal zur Begrüßung. Und ich konnte ihm ganz ehrlich sagen, wie es mir ging. Wie es mir wirklich ging. In mir drinnen. So ganz tief in mir drinnen. Er hatte eine Weiterbildung zur Gesprächstherapie gemacht. Er hatte gelernt, was meine Familie und Freunde nicht gelernt hatten. So fand er die richtigen Worte und erkannte stets, was mit mir los war.

»Ich hasse mich«, konnte ich ihm sagen, ohne dass es mir peinlich oder zu intim war.

»Warum?«, fragte er mich dann, als wäre es das normalste Gespräch der Welt.

»Weil ich heute Morgen auf der Waage ein Kilo mehr hatte. Und ich weiß nicht, wieso.«

Dann erklärte er mir den Zyklus der Frau, in dem auch Wassereinlagerungen vorkamen. Das entspannte mich, denn es gab mir Sicherheit. Ich hatte also nur zyklusbedingt etwas mehr Wasser eingelagert, das wäre dann flott wieder weg. Ich verstand etwas mehr, ein kleines bisschen mehr Kontrolle.

»Wenn du Logopädin wärst, was würdest du dann tun?«, fragte er mich in einer der Stunden einmal.

»Ich würde Menschen helfen. Wenn jemand nach einem Unfall nicht mehr sprechen kann. Oder stottert. Ich würde dafür sorgen, dass es ihm besser geht …« Ich geriet ins Schwärmen. Und meine Gefühle veränderten sich. Aus Hass wurde Freude. Lebensfreude. Lebensenergie. Er sorgte dafür, dass ich Lust aufs Leben bekam, Ziele, für die es sich lohnte zu leben, Visionen, die mir Energie und Hoffnung gaben.

In der echten Welt verstand mich niemand. Für alle war mein Verhalten fremd. Sie kannten außer mir niemanden, der magersüchtig war. Sie kannten niemanden, der zickig wurde, sobald man über Essen sprach. Essen ist gesellschaftlich ein begehrtes Thema. Auf Facebook wird heute ständig gepostet, was man im Restaurant gleich essen wird. Ich aber aß heimlich und empfand dieses Thema als eins der schlimmsten, das es gibt. Verboten. Die meisten Menschen freuen sich aufs Essen. Aber für mich war es eine Qual. Essen war nichts Schönes für mich, sondern mit Angst und Ablehnung und Zunehmen und einem dicken Bauch belastet. Essen bedeutete Hass, Wut, Wertlosigkeit. Wurde ich gefragt, was es zu Essen gegeben hatte, wurde ich zickig. »Ist doch egal«, sage ich dann ganz schnippisch und unangemessen. Ich hatte auch sonst keine Themen mit »normalen« Menschen, denn ich war in meiner Welt von Abnehmen, Kalorien zählen, Verzweiflung, Wut und Hoffnungslosigkeit gefangen.

Solche banalen Dinge fragte mich mein Gynäkologe nicht. Er ging tiefer und das war es, was mich interessierte. Gefühle, Extreme, Dramen und tiefe Einblicke in die Psyche. Er wusste auch sofort, woher meine Narben an den Armen stammten. Er redete offen über alles, nahm kein Blatt vor den Mund. Und er nannte die Dinge beim Namen. »Magersucht«, dieses Wort fiel hier zum ersten Mal. »Mädchen, du musst aufpassen«, sagte er immer wieder zu mir.

Mein Frauenarzt konnte mich nicht retten. Aber er schaffte es zumindest, dass ich noch halbwegs daran glaubte, mein Leben wäre lebenswert. Ich konnte mit ihm reden und eine Auszeit nehmen. Egal, wo ich später gewohnt habe, zur gynäkologischen Routineuntersuchung kam ich immer zu ihm. Und hielt ihn auf dem jeweils aktuellem Stand, was mein Leben betraf. Er war mein erster »Therapeut«, mit dem ich wirklich über viele Monate gearbeitet hatte. Ich verdanke ihm die ersten Schritte in die Gesundheit, auch wenn sie noch so klein waren.

Es ging erst einmal eine Zeit lang so weiter. Schneiden, Wiegen, Nicht-Essen, Sport. In jeder freien Minute drehte sich jetzt alles ums Training. Ich habe mich immer schon gerne bewegt, bin mit Sport aufgewachsen. Mein Vater war Fußballtrainer, ich habe von klein auf geturnt, voltigiert, später

Volleyball und Tennis gespielt. Alles war in einem gesunden Bereich. Schöne Hobbys eben. Aber zu dieser Zeit wurde es extrem und extremer. Ich wusste ja, mit Sport verbrauche ich mehr Kalorien und das war mein Ziel. Je anstrengender, desto besser, denn desto mehr Kalorien verbrauchte ich. Mit Jan spielte ich oft Squash. Das war zusätzlich toll, denn dabei konnte ich mich richtig austoben.

Ich liebte die Anstrengung, und wenn nachher die Beine brannten, fühlte ich mich lebendig. Beim Sport konnte ich mich auspowern, Anspannung loswerden – und gleichzeitig auf wunderbare Weise mich selbst spüren. So machte ich alles, was ich kriegen konnte: Betriebssport, Zirkeltraining, Laufgruppe, egal, was – wann immer es zeitlich möglich war, war ich dabei. Ich bin gelaufen, gelaufen und gelaufen. Fahrrad gefahren, gefahren und gefahren. Bauch, Beine Po, Fitnesstraining, Callanetics: Ich habe alles mitgenommen, was irgendwie ging, und heute kann ich mir gar nicht mehr vorstellen, wie ich das geschafft habe, ohne zusammenzubrechen. Schließlich war ich bei alldem so dünn, dass ich meine Hosen im Kindergeschäft kaufte. Wie lange würde mein Körper das noch mitmachen?

Bis der Körper streikt

Die Zeit mit Jan war eine der intensivsten meines Lebens. Allerdings auf eine Art, die einem Alptraum glich. Wieder hatte ich einen wunderbaren, liebevollen Partner an meiner Seite. Und wieder überforderte ich ihn. Waren es bei Oliver nur der Sex und der Alkohol gewesen, war es nun die volle Dröhnung.

Mit meiner Magersucht zerstörte ich systematisch meinen Körper. Die Kilos wurden weniger, dafür wurde aber etwas Neues immer mehr: meine Neurodermitis. Schon als Kind hatte ich wohl zu trockener Haut geneigt. Mit 13 schenkte meine Schwester mir eine Flasche Körperlotion für sehr trockene Haut, weil sie »das Elend nicht mehr mit ansehen« konnte. Aber ansonsten hatte ich mir über meine Haut niemals Gedanken gemacht. Jetzt aber machte ich mir ohne Unterbrechung darüber Gedanken. Als wären Rasierklingen und Magersucht noch nicht genug, kam jetzt noch eine völlig entzündete Haut dazu. Es juckte und brannte Tag für Tag und natürlich am meisten mitten im Gesicht. Meine Augen waren oft so zugeschwollen, dass ich mich nicht mehr aus dem Haus traute.

So wie mir Jans Akne egal war, so war ihm meine Neurodermitis egal. Ich hatte mich trotzdem in ihn verliebt, und er liebte mich auch trotz meiner juckenden, blutenden, geschwollenen Haut. Aber ich selbst verabscheute mich. Meine Neurodermitis zerstörte meinen Rest an Selbstliebe.

Ich lernte alle Hautärzte im ganzen Umkreis kennen. Viele waren nett, manche völlig befreit von Empathie. Aber helfen konnte mir keiner. Ich bekam Cremes mit Kortison und Cremes ohne. Die mit halfen ein bis zwei Wochen lang, dann ging alles wieder von vorne los. Mein Arme, meine Füße, mein Bauch und vor allem mein Gesicht, alles juckte und brannte und sah fürchterlich aus. Mein ganzer Körper schrie: dass ich mit diesem Wahnsinn aufhören sollte; dass ich endlich für ihn sorgen und auf ihn aufpassen sollte; dass das Leben verdammt noch mal ein Geschenk war, und ich nicht mit einem Geschenk so geringschätzig umgehen sollte; dass ich hingucken sollte. Richtig und wirklich hingucken, was ich alles hatte im Leben: meinen liebevollen Freund, meine mich immer unterstützende Familie und einen wundervollen Körper, der mir das Leben überhaupt erst möglich machte.

Aber das alles verstand ich damals nicht. Und es kam noch schlimmer. Mein Körper wehrte sich noch mehr, diesmal mit drastischeren Mitteln. Als Erstes waren nach einer langen Radtour der kleine Finger und der Ringfinger meiner rechten Hand mehrere Tage lang gelähmt. Sie kribbelten und kribbelten, dann tat sich nichts mehr. Obwohl ich mit Radhandschuhen unterwegs gewesen war, klemmte der Dauerdruck auf meinen Handballen den Nerv ab, die Impulsweiterleitung war unterbrochen. Es fühlte sich komisch an, es tat anfangs weh, ich erschrak, als sich dann nichts mehr tat. Aber ich konnte es mir erklären, und nach einigen Tagen wurde es auch schon wieder besser. Ein weiterer Hinweis meines Körpers, dass da was Ungutes im Gange ist. Ich nahm diesen Hinweis zwar wahr, aber als es dann nach ein paar Tagen wieder weg war, war auch der Schreck vergessen, und ich konnte meiner Sucht beruhigt weiterhin frönen.

Nach einem knappen Jahr, in dem die Magersucht mich beherrschte, kam die zweite Lähmung. Diesmal war der Fuß dran. Diese Lähmung riss mich komplett aus der Bahn. Wieder einmal war ich mit meinen Eltern und meiner Schwester im Urlaub gewesen, eine Rundreise im östlichen Afrika. Zwei Wochen nach der Rückkehr konnte ich plötzlich meinen linken Fuß nicht mehr bewegen. Es fing mit ständigen Wadenkrämpfen und Kribbeln im Bein an, und dann hörte mein Fuß schließlich ganz auf, zu funktionieren. Es war schrecklich. Du sitzt da und möchtest deinen Fuß bewegen, so wie du es zwanzig Jahre lang völlig selbstverständlich getan hast, aber es geht nicht mehr. Dein Fuß gehorcht dir nicht mehr. Ich war wütend, traurig, verzweifelt, panisch. Nichts. Ich habe geweint, geschrien, ich habe auf meinen Fuß eingeschlagen. Nichts.

Also ab zum Arzt. Ich weiß es noch wie heute. Es war ein Freitagnachmittag. Der Arzt sagte: »Das kann eine aus Afrika eingeschleppte Kinderlähmung sein. Geh nächste Woche mal zum Neurologen. Schönes Wochenende.« WIE kann ein Arzt ein völlig verzweifeltes Mädchen SO ins Wochenende schicken? Das ist mir bis heute schleierhaft. Aber, und das war schon immer so, wenn es brenzlig wird, werde ich ruhig und gehe ins Vertrauen.

Ich hatte in der kommenden Woche einen Termin beim Neurologen, der mich an diverse Geräte anschloss. Beim letzten Gerät wurde der entsprechende Nerv durch Stromschläge stimuliert. Der Arzt drehte auf. Nichts geschah. Er drehte weiter auf. Keine Reaktion. Er drehte noch weiter auf, endlich fing mein Fuß an zu zucken. Er drehte noch weiter auf, mein Fuß bewegte sich stärker. Kein Schmerz, kein Gefühl, nichts. Er drehte weiter auf, mein Fuß fing wild an zu tanzen, und der Arzt sagte: »Spätestens jetzt müssten Sie schreien vor Schmerzen.« Ich aber spürte nichts. Ich hatte mir einen Nerv abgeklemmt. Einfach vom vielen im Schneidersitz sitzen und weil ich so dünn war, dass meine Nerven keine Polsterung mehr hatten. Jeden Tag wurde so viel Druck auf den Peronaeusnerv ausgeübt, bis er so stark gequetscht war, dass er nicht mehr mitmachte. Der Neurologe gab mir Hoffnung und Geduld mit auf den Weg.

Noch heute ist mein linker Fuß ein ganz kleines bisschen schwächer als der rechte, aber das merke nur ich. Die nachfolgenden Monate waren furchtbar. Ich lag auf dem Bett und übte. Nichts geschah. Ich ging im sogenannten »Steppergang« durch das Büro, und wenn ich das linke Bein nicht hoch genug nahm, strauchelte ich. Mehrfach fiel ich fast hin – ich schämte mich in Grund und Boden. Ich ging natürlich trotzdem weiterhin zum Sport. Und lief durch die Halle wie ein Elefant. Ein leichtfüßiger Schritt mit dem gesunden Fuß und dann immer, plonk, der gelähmte Fuß. Tip, plonk, tip, plonk, tip, plonk … Das Fitnessstudio befand sich im fünften Stock. Eigentlich war ich schon fix und fertig, wenn ich oben angekommen war. Ich aß fast nichts, ich war unglücklich und verzweifelt, ich konnte meinen Fuß nicht mehr bewegen, aber Sport musste sein.

Und DAS war das Erste, was mir wirklich Angst machte. Ich konnte zum ersten Mal ganz tief in mir drin spüren, dass ich meinen Körper brauchte und liebte und dass ich ihn nicht einfach immer weiter malträtieren konnte. Dass er irgendwann aufhören würde zu funktionieren, wenn ich immer und immer so weitermachte. Ein ganz hauchzartes Pflänzlein war geboren. Die Botschaft meines Körpers kam an. Völlig verzerrt noch und ganz weit weg, aber sie kam an. Ich wurde nachdenklicher. Ich bekam Ehrfurcht vor der Gesundheit. Ich erlebte zum ersten Mal, dass mein Körper nicht das tat, was ich von ihm erwartete, ja, als selbstverständlich angenommen hatte. Ich bekam auch einen Schreck, was ich da angestellt hatte mit mir. Es reichte dennoch nicht für eine gravierende Veränderung meines Verhaltens, dazu war ich zu sehr in meinen Süchten und Zwängen gefangen. Und doch: Das erste Umdenken bahnte sich so ganz langsam seinen Weg.

Vieles ist für uns so schrecklich selbstverständlich. Dass wir Hände haben und mit ihnen schreiben, Messer und Gabel halten und basteln können. Dass wir Beine haben und mit ihnen durch unser Leben gehen. Dass wir Augen haben und selbstverständlich alles sehen können, was wir uns angucken wollen. Dass wir hören, dass wir atmen, dass wir sprechen und singen können, wann und wie immer wir wollen. Aber nichts ist selbstverständlich, das hat mir meine Krankheit sehr deutlich gezeigt. Und morgen schon kann alles vorbei sein.

Ich habe Demut gelernt in all meinen verzweifelten Jahren. Demut vor dem Leben. Demut vor meinem eigenen, wunderbaren Körper und Demut vor der Natur. Wenn ich heute morgens aufwache, bin ich unendlich dankbar. Dankbar für meine Mable, dankbar für das Leben, das ich mir aufgebaut habe, und dankbar für meinen wunderbaren Körper. Ich habe ihn viele Jahre lang geschunden und gequält, und er lebt trotzdem noch! Danke, Körper, danke, danke, danke!

Gar nichts mehr fühlen ist schlimmer, als zu viel fühlen

In all diesen Jahren empfand ich nur noch Hass. Hass auf mich selbst, auf mein Leben, auf den täglichen Kampf. Und dann, irgendwann fühlte ich gar nichts mehr, und das war viel schlimmer als alles andere zuvor. Ich wurde depressiv. Depressionen sind die Hölle. Die absolute und tiefste und rabenschwärzeste Hölle. Du bist tot, obwohl du lebst. Das Leben hat aufgehört, und doch geht es weiter. Da ist nichts mehr. Im Kopf wird es schwarz. Und tot. Und leer. Ich war längst depressiv oder hatte zumindest depressive Phasen, aber das war mir nicht bewusst gewesen, denn ich hatte alles mit meinem Sport zugepflastert. Aber nun war es so weit.

Das erste Mal überkam mich dieses Gefühl, als ich auf einer Party war. Dort ging es lustig zu, aber ich spürte auf einmal, dass mein Lachen nicht echt ist. Meine Lippen verzogen sich zwar zu einem Lachen, aber direkt dahinter hörte das Lachen auf. Es kam nicht mal bis in meinen Mund. Es hörte direkt hinter den Lippen auf. Das war komisch. Dann ging alles ganz schnell. Tag für Tag wurde es in meinem Kopf schwärzer und leerer. Bis da nichts mehr war. Nichts. Einfach nichts. Nur noch der Wunsch nach dem Tod. Wenn der Kopf schon tot ist, dann lass mich bitte sterben. Der Tod wurde meine Erlösung. Ich bewältigte irgendwie meinen Alltag. Ich ging arbeiten, ich lebte, ohne zu essen. Ich ging auch am nächsten Tag zum Arbeiten. Ich hatte einen ungeheuerlichen Widerwillen gegen die Arbeit und gestand mir 500 Kalorien zu. Wenn die Waage auch nur ein Gramm zu viel anzeigte, blankes Entsetzen. Dazu die ständige Sehnsucht nach dem Tod. Und der Tod selbst, der sich in meinem Kopf breit und breiter und noch viel breiter machte. Es war die Hölle.

Es gab in diesen entsetzlichen Monaten nur zwei Dinge, die mir ansatzweise geholfen haben. Das eine waren die Bücher von Dale Carnegie. Sie waren so positiv geschrieben, dass sie mir Zuversicht gaben. Es ging um Wertschätzung dem anderen gegenüber, um Freundlichkeit und echtes Zuhören. Das klang alles so schön, dass es mir wirklich guttat. Und das andere war Jan. Wenn er bei mir war, kam so etwas wie Hoffnung auf. Da war irgendwo ein Licht. Weit hinten, aber zu sehen, zu ahnen. War er wieder fort, verschwand dieses Licht. Ich glaube, ich habe ihm das nie gesagt. Nie so. Ich konnte zu dieser Zeit nicht mehr viel sagen. Ich kämpfte innerlich um jeden Tag Leben. Ich kämpfte mit dem Tod, getarnt als Depression. Meine Depressionen näher zu beschreiben ist schwer, denn wie soll man das Nichts beschreiben außer mit »Nichts«? Alles in mir drin war tot, schwarz und leer. Komplett leer.

Ich glaube heute, dass mir mein Borderline in dieser Zeit tatsächlich zugute kam. Denn dieses Schwarz-Weiß-Denken hielt mich am Leben. Ich tat auf der einen Seite nichts, fühlte mich hundeelend und wollte nur noch tot sein, aber auf der anderen Seite war da noch die sehr lebendige Sucht nach Sport und Bewegung, die mich immer wieder aus dieser Lethargie herausholte. Ein schönes Leben war das nicht, aber dieser zwanghafte Drang nach Fitness hielt mich im wahrsten Sinne des Wortes in Bewegung, und das war, im Nachhinein betrachtet, ein Überlebensanker.

Mein Alltag war Anstrengung pur, ich stand werktags um sechs Uhr auf. Es musste so früh sein, weil um diese Zeit noch niemand anderer wach war, und ich somit totale Ruhe hatte. Ein Kaffee mit viel Milch, um meinen Hunger zu dämpfen. Dann mit dem Rad zur Arbeit. In der Mittagspause nach Hause, Mittagessen mit der Familie unter unauffälliger Beobachtung. Dann wieder zur Arbeit. Sofort danach mit und ohne Jan Sport, so lange und ausgiebig wie möglich. Abends dann Dale Carnegie lesen, um etwas innere Ruhe zu finden. Ich weiß noch, wie unglaublich müde und erschöpft ich Tag für Tag war. Alles, was ich tat, tat ich gefühlt mit letzter Kraft. Und während des ganzen Tages wünschte ich mir den Frieden des Todes. Direkt nach dem Sport gab es manchmal kurze Augenblicke der Zufriedenheit; wenn Jan bei mir war, gab es kurze Augenblicke der Dankbarkeit und Liebe, aber sie währten alle nur kurz, wie eine Wolke, die vorbeizieht und dir von oben zuwinkt. Du möchtest sie verzweifelt festhalten, aber da ist sie schon wieder fort und du kannst nur noch die letzten weißen Schwaden sehen.

Selbst nach all den vielen Jahren und selbst, da es mir jetzt richtig gut geht, kommen mir bei diesen Erinnerungen die Tränen. Denn dieses Leben war für mich definitiv nicht mehr lebenswert. Jeder, der an Depressionen leidet, hat mein vollstes Mitgefühl. Depressionen sind nicht sichtbar wie ein gebrochenes Bein. Magersucht ist nicht greifbar, und helfen kann das private Umfeld von außen schon gar nicht. Autoaggression ist eine so tiefe Verletzung, dass man niemanden dort hinführen kann. Das Einzige, was man tun kann, ist, sich selbst an den Haaren aus dem Loch herausziehen. Die letzte Kraft, die noch vorhanden ist, nutzen. In der Hoffnung, es gibt irgendwo und irgendwie und irgendwann eine Chance auf Besserung.

Ich kann mich an die Momente erinnern, wo ich auf meinem Bett lag und in Dales Büchern gelesen habe. So manches Mal kam meine Mama mit einer Tasse Tee in mein Zimmer – in der Hoffnung, ein Gespräch mit mir führen zu können:

»Ich hab dir einen Tee gemacht. Möchtest du ihn?«

»Oh ja, sehr gerne. Dankeschön.«

»Kann ich sonst was für dich tun?«

»Nein, danke. Alles prima.«

»Wirklich?«

»Ja, alles prima.«

So klangen die zaghaften Versuche, zu ergründen, was mir fehlte. Meine Mutter hat es gemerkt und gespürt, dass es mir richtig dreckig ging. Mehr als das Gespräch suchen konnte sie nicht tun. Sie konnte mir nicht helfen, denn ich habe alles dafür getan, dass sie mir nicht helfen konnte. Ich war zu leer und zu kraftlos, um mich jemandem mitzuteilen. Wer mich ansprach, bekam Ausflüchte zu hören.

Und natürlich: Meine Mutter war nicht psychologisch geschult, sie konnte es nicht besser wissen. Sie war einfach meine Mutter. Eine Mutter, die sich wahnsinnige Sorgen um ihr Kind machte. Heute noch tut es mir unendlich leid, dass sie das alles so hilflos mit ansehen musste. Meine Mutter hat mich geliebt. Ich war die Jüngste, das Mimöschen von uns Dreien. Ich war das Sorgenkind. Es war spätestens mit dem zerschnittenen Gesicht in der Grundschule klar, dass bei mir irgendwas anders war. Jörg war zwar auch immer sensibel gewesen, aber auf eine gesunde Art. Ich war geliebt von allen. Und trotzdem wurde ich so krank, dass ich mein Leben als beendet ansah. Und niemand konnte mir helfen. Aber alle mussten es mit ansehen. Meine Mutter muss fürchterlich gelitten haben. Sich täglich Sorgen gemacht haben. Vielleicht hat sie viele Nächte gegrübelt, statt zu schlafen. Es tut mir so leid.

Ich wollte niemals irgendwem wehtun, und doch habe ich alle um mich herum verletzt. Das machte mir lange zusätzlich zu schaffen. Aber ich konnte ja auch nichts dafür. Mich trifft keine Schuld – ich war ja diejenige, die Hilfe und Unterstützung gebraucht hätte. Aber all das konnte ich erst im Laufe meiner Therapien erkennen.

Wenn ich an Geschichten denke, wo Eltern sich scheiden lassen, und die Kinder dann meinen, sie wären daran schuld, und leiden, dann finde ich das oft komisch. Ist doch klar, dass sie nichts für den Streit zwischen den Eltern können. Aber meine Situation ist gar nicht so anders gewesen. Ich habe ja auch immer alles auf mich bezogen: Weil ich so und so bin, macht der andere A oder B. Weil ich etwas nicht kann, muss der andere leiden. Schuldgefühle waren bei mir an der Tagesordnung. Ich war schuld an meiner Magersucht, an der Neurodermitis, an dem Verhalten der anderen, an der Depression, an … Dass all diese Dinge Folgen einer schlimmen psychischen Störung waren, davon sollte ich erst Jahre später erfahren.

Wenn ich an diese Zeit zurückdenke, sehe ich das Büro bei Bertelsmann vor mir und wie ich dort an den Schreibtischen vorbeistolperte, weil ich meinen gelähmten Fuß nicht hoch genug ziehen konnte. Ich erinnere mich an das viele, leckere Eis, das dort ausgegeben wurde und das ich heimlich entsorgte, weil es mein Kalorienbudget überstieg. Ich sehe unsere Familie mittags auf der Terrasse sitzen und Pfannkuchen mit Salat aus dem eigenen Garten essen. Ich sehe mich in der Küche, wie ich mein Essen abwog und nachrechnete, ob es noch ein weiteres Salatblatt sein durfte oder nicht. Ich sehe mich in meinem Zimmer, wie ich darüber nachdachte, auf welche Art ich mein Leben am besten beenden könnte. Ich sehe Jan vor mir, wie er mir ein ganz kleines bisschen Hoffnung gab, einfach nur weil er da war. Und ich sehe meine Mutter, wie sie völlig verzweifelt versuchte, das Richtige zu tun. So unendlich viel Leid in dieser Zeit. In mir, um mich herum und wegen mir.

Fort

Es war die schrecklichste Zeit meines Lebens, denn ich war gefühllos wie ein Stein. Und hoffnungslos. Ich war dazu verdammt, so zu sein. Alles in mir taub und leer und kalt. Alles, was ich tat, fühlte sich unerträglich schwer an. Ich war dem hilflos ausgeliefert, und ich war davon überzeugt, dass es keine Hilfe gab. Dass es mir nie wieder besser gehen würde, dass ich den Rest meines Lebens so verbringen müsste.

Aber nach außen hin riss ich mich zusammen und machte einfach weiter. Mit 23 war ich mit meiner Büroausbildung fertig. Und nun? Der Familienrat tagte über meine Zukunft, denn dass diese nicht in einem Büro stattfinden würde, war klar. Meine Schwester hatte die zündende Idee: »Wie wär's mit Krankengymnastin?« Menschen helfen? Sport beruflich betreiben dürfen? Das war eine Spitzenidee, und so zog ich kurze Zeit später nach Düsseldorf, um dort eine Ausbildung als Physiotherapeutin zu absolvieren. Trotz all meiner Probleme hatte ich die Kraft, nach Düsseldorf zu ziehen und dort etwas Neues zu beginnen. Für meine Schwester wäre das schrecklich gewesen – weg von zu Hause. Für mich aber war das Abenteuer, Spannung und Lebendigkeit. Das war gut. Das war sogar sehr gut. Es riss mich aus meinem Vakuum. Es war Bewegung. Etwas Neues.

Seit diesem ersten Umzug war ich sehr viel unterwegs. Eigentlich immer. Ich bin jetzt mehr als ein halbes Jahrhundert alt und hatte noch nie so lange eine Wohnung, dass ich sie jemals zu Ende eingerichtet hätte. Ich bin mindestens 25-mal in meinem Leben umgezogen. Ich habe in Gütersloh gelebt, in Düsseldorf und auf Sylt. Ich habe in Freiburg gelebt, in Frankreich, Bonn, Köln, Erftstadt, Hürth und in der Eifel. Ich war ab diesem Umzug nach Düsseldorf immer in Bewegung. Und das hat mich in diesem Moment gerettet.

Ich bekam über Beziehungen meines Vaters eine kleine, preiswerte Wohnung. Mein Bett zog mit um, ein Tisch und ein Stuhl, Küche war drin, fertig. Auf die Idee, es mir hübsch einzurichten, bin ich nicht gekommen. Das hat mich aber nie gestört. Im Gegenteil, darüber habe ich mir damals gar keine Gedanken gemacht. Um zu Hause zu hocken, war eh keine Zeit. Wir waren fast täglich zwölf Stunden in der Schule oder im Krankenhaus, wo der praktische Teil der Ausbildung stattfand.

Mein anstehender Umzug führte auch dazu, dass ich mich von Jan trennte, weil er zu lieb war. Er war immer meiner Meinung. Wenn wir aus dem Kino kamen und ich fragte, wie ihm der Film gefallen habe, wollte er erst wissen, was ich über den Film denke. Und danach war er dann meiner Meinung. Auch bei allen anderen Themen. Ich kann mich an keine einzige Situation erinnern, in der er mal vehement einen anderen Standpunkt vertreten hätte. Das war zwar auf der einen Seite schmeichelnd und bequem, aber auf der anderen Seite bedeutete es auch fehlendes Wachstum. Für mich war es zumindest so. Ich hatte mit Jan niemanden, an dem ich mich auch mal reiben konnte. Mit dem ich mal diskutieren konnte. Er war wie ein Schatten, der bei mir war. Ich liebte ihn heiß und innig, er war einer der tollsten und wundervollsten Menschen, die mir je begegnet waren, aber er gab mir einfach kein Kontra, ich konnte mich an seiner Seite nicht weiterentwickeln. Das spürte ich immer deutlicher. Wir blieben in tiefer Freundschaft verbunden, und witzigerweise verliebte er sich später in eine meiner WG-Mitbewohnerinnen. So durfte ich diesen wunderbaren Mann als Freund noch lange in meinem Leben behalten.

Direkt am ersten Tag meiner Ausbildung erkannte ich, dass es in dieser Klasse eine weitere magersüchtige Person gab. Natürlich erkannte sie das auch sofort und natürlich freundeten wir uns an. Ich erinnere mich noch gut an den Moment unseres Kennenlernens. »Hey, du auch?«

»Ja, Mist, was?«

»Wir sollten mal einen Kaffee zusammen trinken.«

»Super gerne.«

Damit war alles gesagt. Beide wussten wir von der ersten Sekunde an um die andere Bescheid. Und wir haben in den folgenden Jahren viele Kaffees zusammen getrunken.

Isabelle, so hieß sie, wurde ein bisschen zu einem Vorbild für mich. Denn sie hatte den Mut, in diesen zwei Jahren loszugehen und etwas zu verändern. Sich von ihrer Magersucht zu verabschieden. Ich erwähne Isabelle, weil wir viele gute, hilfreiche Gespräche hatten. Aber auch, weil sie großen Mut bewiesen hat. Manchmal nimmt man sehr unförmig zu, wenn man völlig heruntergehungert ist und sich dann wieder besser ernährt. Und bei Isabelle führte das dazu, dass sie einen ziemlich aufgeblähten Bauch bekam. Und das mitten in einer Ausbildung zur Physiotherapeutin, wo man sich für die praktischen Übungen ständig bis auf die Unterwäsche ausziehen muss. Aber sie war psychisch und physisch bereits auf einem sehr guten Weg. So konnte sie es aushalten, dass ihr unförmiger Körper von allen gesehen wurde.

Das zeigte mir, dass es nicht darum ging, die Dünnste zu sein oder überhaupt megadünn zu sein. Und Isabelle zeigte mir auch, dass Veränderung möglich war, auch wenn ich diesen Weg für mich selbst noch nicht gehen konnte. Aber ich hatte den Weg nun zumindest einmal gesehen und wusste, dass er in eine gute Richtung führte.

Meine Zeit in Düsseldorf war intensiv und prall gefüllt mit Aktivitäten. Wenn ich mal nicht in der Schule war, erkundete ich die Stadt oder ließ mich von jungen, feschen Männern ausführen. Keinen ließ ich nah an mich heran, aber bis die Männer merkten, dass sie nicht bei mir landen konnten, hatte ich eine schöne Zeit mit ihnen verbracht: Spazieren gehen, Theater, Kino, Kunstausstellungen, Badminton, Squash spielen oder einfach ins Café gehen und Milchkaffee aus riesengroßen Bechern trinken. Und das war schön. Richtig schön. Ich hatte attraktive Verehrer, reiche, wilde und sportliche. Ich wurde hofiert und genoss diese Aufmerksamkeit. Aber alles nur bis zu einem gewissen Punkt. Niemals wurde es intimer, niemals ließ ich wirkliche Nähe zu. Ich schützte mich gut, aber ich vermied es damit natürlich auch, in diesem Punkt zu wachsen. Ich hatte keinen Mut mehr, an dieses Thema ranzugehen. Die Männer würden mich alle miteinander albern, lächerlich und nervig finden, sobald ich ihnen von meinen sexuellen Problemen und Ängsten erzählen würde, das war mir glasklar. So gab ich keinem von ihnen eine Chance, mir zu zeigen, dass mein Weltbild von den Menschen einseitig und somit nicht real ist.

Vielleicht war das zu dieser Zeit noch eine gute Idee. So konnte ich meine Ausbildung erfolgreich beenden, ohne dass es zu größeren Eskalationen oder Verzweiflungstaten kam. Die Ausbildung gefiel mir gut, allerdings war sie auch sehr anspruchsvoll. Wir waren eine nette Klasse, ich hatte einige neue Freundschaften geschlossen, aber nur mit Isabelle tauschte ich mich persönlicher aus. Es war schön und spannend, so viel über den menschlichen Körper zu erfahren. Und die meisten Patienten waren sehr nett und dankbar. Es gab aber auch weiterhin die »andere« Seite. Und doch hat sich in Düsseldorf etwas verändert, und das hatte auch viel mit meiner Tanztherapie zu tun.

Es fing alles mit meinem Mitschüler Theo an, der sofort begriffen hatte, was mit Isabelle und mir los war. Er wollte helfen und erzählte mir von einer Tanztherapeutin. Ihre Praxis lag nur wenige Straßen von meiner Wohnung entfernt – Zufälle gibt's! –, und so begab ich mich zu ihr und machte dort viele Stunden Therapie mit ihr. »Tanztherapie?«, überlegst du jetzt vielleicht, »wozu soll das denn gut sein? Tanzen gegen Magersucht, Autoaggressionen und Depressionen? Und das soll helfen?« Ja, in der Tat hat mir diese Therapie sehr gut getan.

Zu diesem Zeitpunkt hatte ich in Düsseldorf schon ein Heer an Therapeuten durch. Nach dem missglückten Versuch in meiner frühen Jugend und meinen guten, hilfreichen und intensiven Stunden mit meinem Gynäkologen hatte ich mich dazu entschieden, mit dem Umzug nach Düsseldorf dort auch eine weitere Therapie zu absolvieren. Mein Gynäkologe und Mann des Vertrauens hatte mir dazu geraten, und das wollte ich auch umsetzen. Damals war es möglich, bei Therapeuten fünf Probetermine zu absolvieren, um herauszufinden, ob man zueinander passt und ob der Therapeut einem wirklich helfen kann. Das habe ich genutzt, um verschiedene Menschen aufzusuchen. Und von einigen will ich dir erzählen.

Der Erste, den ich aufsuchte, war ein sehr ernster Mann und er machte mit mir einen Test. Ich bekam lauter Tintenkleckse gezeigt und sollte sagen, was ich darin sehe. Ich sah in jedem Klecks ein Tier. In jedem. Sofort. Klecks gesehen und sofort war klar, ein Wolf, eine Maus, ein Schmetterling. In meinen Augen kein Anzeichen für etwas Schlechtes, im Gegenteil, Schmetterlinge sind doch bunt und kess und schön. Aber dem Therapeuten gefiel das gar nicht, er machte ein sehr ernstes Gesicht. Ich fühlte mich bei ihm eher verurteilt als verstanden. Wir hatten einige Stunden miteinander, aber die Chemie zwischen uns stimmte einfach nicht, und so beschloss ich, mit ihm nicht weiterzumachen. Ich glaube heute, er war mir zu ernst. Ich bin im Grunde ein sehr bunter Mensch. Ich lache viel und stelle mir oft Ereignisse als Comic vor. So kommt es in meinen Gedanken manchmal zu wilden Szenen, die mich unwillkürlich lachen lassen. Ich bin kreativ und aktiv. Mein ganzer Körper ist sehr beweglich und mein Geist ebenfalls. Und dann so ein ernster Therapeut? Nur dasitzen und reden? Irgendwie passte das wohl nicht zusammen.

Danach verschlug es mich zu einer Therapeutin, die angeblich eine absolute Koryphäe war. Sie hatte ihre Praxis am anderen Ende von Düsseldorf. Egal, mir war kein Weg zu weit, ich radelte dorthin, denn ich wollte ja wirklich, dass es mir besser ging, und jemanden finden, der mich dabei unterstützen konnte. Als die Therapeutin mir die Tür öffnete, erschrak ich, denn da stand eine Frau, die in meinen Augen hochgradig magersüchtig war. Außerdem hatte sie langes schwarzes Haar und war extrem dunkel geschminkt, was ihr nicht gerade einen freundlichen Anstrich verlieh. Im Praxisraum angekommen, erschrak ich erneut, denn an der Wand hingen lauter tote Tiere. Riesige Hirschköpfe, Rehe, Bären und ganze Füchse und Hasen. Wie soll ich mich je in dieser Atmosphäre entspannen?, fragte ich mich, aber ich sagte nichts, denn ich war ja bei einer absoluten Koryphäe. Also erst mal die Stunde abwarten. In den 45 Minuten, in denen wir uns unterhielten, rauchte sie eine Zigarette nach der anderen. Ich sehe es noch heute ganz deutlich vor mir: Sie benutzte eine Zigarettenspitze und kurz bevor die eine Zigarette zu Ende geraucht war, pfriemelte sie sie aus der Halterung heraus, rauchte sie ganz auf und zerbiss dabei den Filter. Dieser Termin war eindeutig der kurioseste, den ich je hatte. Ich war ganz und gar nicht überzeugt, aber offen für alles. Ich wollte nicht gleich aufgeben. Sie gab mir eine Hausaufgabe mit. Ich solle meinen Lebenslauf schreiben. Ich erzählte ihr von meiner Situation, auch dass ich neu in der Stadt sei und die Chance der Krankenkasse nutze, mir mehrere Therapeuten ansehen zu dürfen. Wir machten für die kommende Woche einen neuen Termin aus.

Eine Woche später radelte ich also wieder durch ganz Düsseldorf. Es regnete in Strömen, daher kam ich völlig durchnässt am anderen Ende der Stadt an. Die Therapeutin öffnete mir mit den Worten: »Ich brauche den Lebenslauf nicht mehr. Ich habe mich dazu entschlossen, nicht mit Ihnen zusammenzuarbeiten, denn ich bin es nicht gewohnt, dass die Menschen sich auch noch andere Therapeuten ansehen. Ich nehme nur Patienten, die wirklich zu mir wollen.« Sie war also tatsächlich beleidigt, weil ich es gewagt hatte, mir nicht nur die Königin anzusehen.

Eine so auffällige Therapeutin ist mir nie wieder untergekommen. Heute bin ich froh, dass sie so arrogant war, denn bei ihr wäre ich sicher nicht so vorangekommen wie bei Nina. Bei ihr hätte ich auch nur gesessen und geredet, umnebelt von Zigarettenrauch und angestarrt von toten Tieren. Worüber ich allerdings nicht froh bin, ist, wie sie sich mir gegenüber benommen hat. Sie in ihrem Beruf hätte wissen müssen, dass ich so ein Verhalten nicht einfach mit einem Schulterzucken abtun würde. Für mich fühlte es sich vernichtend an. Es kam mir so vor, als wäre sie so beleidigt, dass sie mich gerade extra bei strömendem Regen mit dem Fahrrad antanzen ließ, nur um mir eins auszuwischen. Auf jeden Fall war das Telefon zu diesem Zeitpunkt schon erfunden gewesen ... Einen Menschen in Not so abzufertigen, das ist jedenfalls meiner Meinung nach nicht in Ordnung.

Ich suchte weitere Therapeuten auf, aber niemand schien der passende für mich zu sein. Ich war kurz davor, aufzugeben und mich meinem Frust hinzugeben, dass ich wohl sogar zu blöd war, den richtigen Psychologen zu finden, da kam besagter Theo auf mich zu mit seinem Tanztherapie-Tipp. Da ich ja jeglicher körperlichen Tätigkeit nicht abgeneigt war, ließ ich mir ihre Nummer geben und vereinbarte einen Kennlerntermin.

Im Gegensatz zu den anderen ersten Stunden verlief diese jedoch ganz anders. Eine attraktive, fröhliche ältere Frau öffnete mir die Tür, duzte mich sofort und lud mich herzlich ein, hereinzukommen. Sie ließ mich etwas erzählen, zeigte viel Empathie, und ihre ganze Art sorgte dafür, dass ich mich von Anfang an wohl bei ihr fühlte.

Nachdem ich also mit den Düsseldorfer Gesprächs- und Verhaltenstherapeuten, den Psychoanalytikern und anderen Fachleuten kein Glück gehabt hatte, entschied ich mich für die herzliche und fröhliche Nina. Und das war gut. Sehr gut. Erkenntnisreich. Nina faszinierte mich vom ersten Augenblick an. Und die Sache mit dem Tanzen schreckte mich gar nicht ab, im Gegenteil. Ich mochte ja Bewegung, war oft in der Disco und tanzte dort stundenlang.

»Du hast also mit Nina getanzt und das hat dir bei all deinen schlimmen Problemen geholfen? Das ist doch wohl nicht dein Ernst«, denkst du jetzt vielleicht. Aber da kann ich dich beruhigen. Nein, wir haben nicht die ganze Zeit getanzt. Wir haben auch viel geredet, ich konnte mich dank ihrer mütterlichen, offenen und herzlichen Art tatsächlich öffnen. An drei Stunden erinnere ich mich noch sehr genau, von ihnen will ich dir jetzt erzählen.

»Ich hasse mich.« Ja, dieses minderwertige Gefühl war immer noch da, immer noch präsent – und eines Tages wagte ich, Nina davon zu erzählen.

»Warum?«, hakte sie nach.

»Weil ich zum Beispiel voll hässlich bin. Ich ertrage meinen Anblick nicht. Wie soll ihn da ein Mann ertragen? Und doch sehne ich mich so nach menschlicher, echter Nähe. Nach guten Gesprächen und Offenheit. Nach jemandem, der mich wirklich liebt.«

»Komm mal mit«, sagte sie und lockte mich zu ihrer Spiegelwand. »Schau dir mal in die Augen. Schau dich an.«

»Was?« Großes Entsetzen. Ich hatte mir bis zu diesem Tag niemals länger als nötig selbst in die Augen geschaut. Ich wollte das auch nicht. Alles in mir sträubte sich dagegen. »Das will ich nicht. Das geht nicht.«

»Warum nicht, Simone? Hast du vielleicht Angst vor dem, was dir dein Spiegelbild sagen könnte?«

»Ja, eindeutig ja.« Wenn ich mich wirklich ansehen würde. Nicht nur flüchtig zum Eincremen des Gesichts, sondern so richtig. Dann würde ich mich mit mir selbst beschäftigen. Ich würde mich mir selbst widmen. Ich würde mich selbst sehen. Wirklich sehen. Und davor hatte ich entsetzliche Angst. Nicht hinsehen war viel leichter. Aber ich wagte es. Von Nina unterstützt, sah ich mir nun selbst in die Augen.

»Du hast so wunderbare blaue Augen, die betonen wir jetzt erst mal«, sagte sie und hielt mir einen blauen Kajalstift hin, der der Farbe meiner Augen glich. Sie zeigte mir, wie ich mich damit schminken konnte. So konnte ich mich ansehen, ohne mich richtig ansehen zu müssen. Aber als das geschehen war, gab es keine Ausflüchte und Krücken mehr.

»Nun kannst du dich anschauen. Deine Augen sind wunderschön. Sieh sie dir an. Sieh dich an. Schau dir in deine wunderschönen Augen. Sieh die Seele dahinter. Sieh dich. Dahinter bist du.« So ermunterte und ermutigte sie mich.

Ich brauchte lange, um mich wirklich selbst anzusehen. Viel zu groß war meine Angst vor dem, was ich sehen würde. Und ich war mir sicher, ich würde mich ekeln und mich vor Abscheu übergeben müssen. Aber als ich mich dann überwinden konnte, geschah nichts dergleichen. Ich sah mich an. Lange. Still. Aus den Augenwinkeln sah ich Nina, ihr sanftes Lächeln. Ich hörte die Autos unten auf der Straße. Und ich sah mich. Mich. Simone Isenberg. Ich sah die kleine Simone, den Sonnenschein. Ich sah die kleine, verängstigte Simone und wollte sie am liebsten in die Arme nehmen. Ich sah Zärtlichkeit und Liebe, ja, und auch Hoffnung. Ich sah wunderschöne, ganz helle blaue Augen. Und ich kam aus dem Staunen nicht mehr heraus, denn statt mich übergeben zu müssen, freute ich mich. Endlich, endlich, sah mich jemand wirklich. Schaute nicht durch mich hindurch, sondern sah mich wirklich an. Und dieser jemand war ich selbst.

»Wenn du es schaffst, sage dir selbst, dass du dich liebst«, sagte Nina ganz sanft und leise. »Lass dir Zeit.«

Ich stockte. Ich schaute mir in die Augen, und während unendlich viele Tränen aus ihnen herausliefen, flüsterte ich die befreienden Worte: »Ich liebe dich.«

Mein ganzes Leben lang hatte ich nach jemandem gesucht, der mich so liebt, wie ich bin. Nun erkannte ich, dass ich selbst dieser jemand war. Ich selbst war der jemand, nach dem ich mein ganzes Leben lang gesucht hatte. Wenn ich mich selbst liebte, wurde ich geliebt. Und zwar immer. In jeder Sekunde meines Lebens. Es war kein Stein, der mir vom Herzen fiel, sondern ein ganzer Berg.

Von diesem Tag an schaute ich mir täglich in die Augen und sagte mir: »Hallo, Sonnenschein, ich liebe dich. Du bist wunderbar. Ich liebe dich.« In den ersten Wochen fühlte sich das fremd an. Manchmal fand ich mich lächerlich. Albern. Peinlich. Aber egal, was ich fühlte und egal, welche Ausreden ich mir zurechtlegte, um es einmal nicht zu tun – ich tat es trotzdem. Ich war konsequent und diszipliniert. Und es wurde von Tag zu Tag leichter und wunderbarer. Ein Geschenk. Diese Übung war ein Meilenstein auf dem Weg zu meiner Heilung.

In einer anderen Stunde ging es um meinen Vater. Ich erzählte Nina von der Situation mit meinen Eltern am Frühstückstisch. Wie gemein mein Vater sich verhalten hatte und wie sauer ich auf ihn gewesen war. Wie leid mir meine Mutter getan hatte und dass ich meinem Vater echt mal die Meinung geigen wolle.

»Okay«, sagte Nina, »dann tu das doch jetzt mal«, und zog zwei Stühle heran. »Setz dich mal auf einen der beiden Stühle«, leitete sie mich an. Ich tat wie geheißen. Sie platzierte den anderen Stuhl direkt mir gegenüber. »Hier sitzt dein Vater. Stell ihn dir erst mal ganz genau vor und beschreibe ihn mir.« Ich tat wieder wie geheißen, beschrieb ihn und wurde schon beim Beschreiben immer wütender auf diesen Fiesling. »Sehr gut«, lobte Nina. »Und nun darfst du ihm alles sagen, was dir auf der Seele brennt. Sag ihm ganz offen und ehrlich, was du denkst und fühlst. Nimm kein Blatt vor den Mund.«

Okay, dachte ich und legte los. Es fielen viele schlimme Wörter. Ich warf ihm alles an den Kopf, alles, was mir einfiel. Ich fing mit der Frühstückssituation an, aber mir fiel immer mehr ein, und ich konnte mich kaum bändigen. Ich redete mir alles von der Seele, was ich ihm schon immer sagen wollte, aber mich nie getraut hatte. Ich ließ all die negativen Gedanken und Gefühle, die mein Vater in mir ausgelöst hatte, frei. Was für ein Erlebnis!

Als ich fertig war und ganz atemlos dasaß, setzte Nina sich auf den freien Stuhl und sprach, als ob sie mein Vater wäre: »Danke, Simone. Du hast vollkommen Recht. Es tut mir leid. Es tut mir aus tiefstem Herzen leid. Ich liebe dich.« Dann stand sie wieder auf, setzte sich auf ihren eigenen Stuhl und wartete ab.

Ich war entsetzt und schon wieder liefen mir Tränen die Wangen herunter. Was hatte ich getan? Ich hatte einen Menschen zutiefst beleidigt. Ich hatte ohne jegliches Mitgefühl verbal auf ihn eingedroschen und ihn nicht mal gefragt, warum er so gehandelt hatte. Ich schämte mich und sagte das ganz offen zu Nina. Daraus entstand ein Dialog. Sie leitete mich an, mich in meinen Vater hineinzuversetzen. Er sprach durch mich, dann wieder sprach ich mit ihm. Ich erkannte, wie gefangen er in sich selbst war. Wie er es nicht schaffte, seine eigene Unzufriedenheit bei sich zu lassen, sondern gegen den Menschen wetterte, den er eigentlich so sehr liebte.

Ich erkannte, dass er ein Mensch aus Fleisch und Blut war, der auch Schwächen hatte. Ich lernte, dass Eltern nicht perfekt sein können und auch nicht müssen. Ich erfuhr aber auch, dass ich all meine Gefühle haben durfte. Dass es okay war zu fühlen und auch schlechte Gefühle zu haben, fiese Gefühle. Dass es gesund war, diese Gefühle zu leben, anstatt sie in sich hineinzufressen oder in sich zu verschließen. Ich hatte nie gelernt, Gefühle mitzuteilen, erst recht nicht, negative. Sie auszusprechen, zu diskutieren, mich auf eine gute Art mit anderen aneinander zu reiben und daran zu wachsen. Jetzt erfuhr ich, dass daraus eine wunderbare Energie entstehen konnte.

Am Ende dieser Übung hatte ich Frieden mit meinem Vater geschlossen. Nina und ich redeten noch lange darüber, und auch in den nächsten Stunden beschäftigten wir uns noch mit meinem Vater und vielen weiteren Ereignissen aus meiner Kindheit. Ich schloss in den Tanzräumen bei Nina Frieden mit meiner Vergangenheit und mit mir selbst. Es war eine Erlösung. Mein Blick auf mein bisheriges Leben veränderte sich. Wandelte sich. Entspannte sich. Ich befreite mich aus den Fesseln meiner eigenen Gedanken.

Es gelang mir mit Ninas Unterstützung immer besser, meine Emotionen auszudrücken, sie wahrzunehmen, sie zuzulassen und auszuhalten: Freude, Traurigkeit, Einsamkeit … Doch mit der Wut konnte ich keinen Frieden schließen. Es war mir unmöglich, sie nach außen zu kehren, ich konnte es einfach nicht. Bisher war es mein fatales Muster gewesen, die Wut nach innen zu wenden, bis sie in mir keinen Platz mehr hatte und sich durch Schnitte ihren Weg nach draußen bahnte. Aber diese Wut nach draußen schreien? Welche Wut überhaupt? Ich war doch gar nicht wütend! Aber nach einigen Stunden, in denen wir uns um das Thema Wut kümmerten, erkannte ich, dass ich sehr wütend war. Wut war irgendwie verboten gewesen bisher. Aber trotzdem war sie da. Ich war wütend auf Frank, diesen Ar…, ich war wütend auf Oliver, dass er nie gesagt hatte: »Nein, bist du verrückt? Ich bedränge dich nicht weiter, wenn du dabei weinst.« Und war auch wütend wegen seinem schei… Alkohol. Besonders wütend war ich auf meinen Vater, der gefühlt nie so für mich da gewesen war, wie ich es gebraucht hätte. Der immer nur gearbeitet hatte, seine Ruhe wollte und mich nie wirklich gesehen hatte. Und noch wütender war ich auf meine Mutter. Die immer so schrecklich lieb war. Die einfach nie Kontra gab; die meinem gemeinen Vater nie die Meinung geigte. Diese Memme … Diese …. Aber am allermeisten war ich wütend auf mich. Dass ich diese sch… Probleme hatte und nicht normal sein konnte. Dass ich nicht einfach Sex haben konnte wie andere Frauen. Dass ich so kompliziert war und so hässlich. Die Männer mochten mich, aber ich konnte diese Energie verdammt noch mal einfach nicht leben. Ja, ich war verdammt, verdammt, verdammt wütend.

Nina gab mir einen Tennisschläger in die Hand. »Nimm den mal und schlage auf das Kissen hier. Und dann gucken wir, wie sich das für dich anfühlt.«

»Ne, das kann ich nicht.«

»Doch, das kannst du. Fang ganz vorsichtig an.« Ich tat wie geheißen. Das war saublöd. »Du musst flach auf das Kissen schlagen. Nicht mit der schmalen Seite.« Ah, das fühlte sich besser an. Es knallte ordentlich. Das fing mir an zu gefallen. Nina motivierte mich, weiterzumachen. »Auf wen bist du wütend?«, fragte sie, während ich das Kissen bearbeitete.

»Auf meinen blöden Vater«, schrie ich und schlug das Kissen windelweich.

»Gut so. Auf wen noch?«

»Auf meine Mutter. Nie sagt sie, was sie will. Immer ist sie nur so lieb. Isst und raucht heimlich.«

»Sehr gut. Was macht dich noch wütend?«

So ging es eine ganze Zeit. Dann konnte ich irgendwann nicht mehr, der Schweiß lief mir den Rücken herunter. Wir redeten darüber. Ich erfuhr, dass man wütend sein darf. Und zwar nicht nur auf sich, sondern auch auf andere. Und dass man das auch sagen darf. Dass das nicht immer gerecht sein muss, denn Gefühle, egal welche, sind etwas ganz Persönliches. Gefühle müssen nicht mal etwas mit dem anderen zu tun haben. Eine komplett neue Erkenntnis.

Ich schlug noch viele Male mit dem Tennisschläger um mich. Es tat gut und irgendwann WAR es auch gut. Ich hatte genug geschrien und geschlagen und gehämmert. Sämtliche Kissen waren verprügelt. Ich spürte, wenn ich damit jetzt immer weitermachen würde, täte es mir nicht mehr gut. Dann würde es mich nur noch wütender machen. Wieder eine Erkenntnis und wieder durfte ich sie umsetzen. Ich durfte ohne Strafe entscheiden, damit aufzuhören und andere Wege zu gehen.

Nina veränderte etwas in mir. Sie war die erste Therapeutin, die mir ansatzweise helfen konnte. Dies trug auch dazu bei, dass ich in Düsseldorf richtig aufblühte. Ich hatte den richtigen Beruf gefunden, konnte das Leben genießen und fühlte mich frei. Klar, ich aß immer noch zu wenig, trainierte zu viel und schnitt regelmäßig – aber für meine Verhältnisse ging es mir ziemlich gut. Die Tanztherapie war ein Riesenschritt in die richtige Richtung.

Meine Zeit mit Nina war wunderbar. Ich erkannte und lernte so unglaublich viel. Ich hatte wieder viele Schritte in die richtige Richtung zurückgelegt. Es folgten noch viele weitere, aber ich war auf dem richtigen Weg. Das war klar. Vielleicht hätte ich das nun Folgende gar nicht überstanden, aber meine Zeit mit Nina hatte mich gestärkt. Denn es passierte wieder etwas, das mich eigentlich hätte aus der Bahn werfen müssen. Doch so schrecklich es auch war, es hatte eine gute Seite.

Lektionen fürs Leben

Die Krönung meiner Düsseldorf-Zeit sollte ein traumhafter Afrikaurlaub sein, den ich gemeinsam mit meinem Vater unternahm. Meine Familie war immer gerne und viel gereist: Costa Rica, Südeuropa, Gambia und jetzt Tansania. Zum ersten Mal seit langem konnte ich die angenehmen Dinge des Lebens wirklich genießen: die traumhaften Landschaften, die unglaublich exotische und faszinierende Tierwelt und sogar ein wenig die kulinarische Vielfalt Afrikas. Auch die Unterkünfte waren toll, und wir wurden von der Reiseleitung rund um die Uhr bestens betreut.

Am zehnten Tag unserer 14-tägigen Rundreise kamen wir in eine Lodge, an einem wunderschönen See gelegen. Ich sehe es noch heute ganz genau vor mir: Stand ich auf der Terrasse, hatte ich hinter mir ein luxuriöses Hotel, gesäumt von farbenprächtigen Blumen. Drehte ich den Kopf, blickte ich auf den silbrig glitzernden See, umrahmt von exotischen Pflanzen – eine grüne Oase wie aus dem Bilderbuch. Doch schaute ich noch weiter nach links, kam etwas ins Blickfeld, was so gar nicht zu der Postkartenidylle passen wollte: windschiefe Bretterbuden mit Wellblechdächern, ein deprimierender Anblick. Er störte mich nicht deshalb, weil dadurch mein Urlaub getrübt gewesen wäre, sondern weil ich sofort mit den Bewohnern mitfühlte. »Wir Deutschen kommen als Touristen hierher und leben in Saus und Braus. Und die Farbigen dürfen uns bedienen, müssen selber aber in Wellblechhütten hausen. Das ist doch nicht gerecht. Das ist doch nicht richtig«, sagte ich schockiert zu den Mitreisenden, die das offensichtlich nicht zu stören schien.

Einer aus unserer Gruppe meinte nur: »Sie können froh sein, dass wir hierher reisen. Denn so bringen wir Geld ins Land. Ohne uns Touristen würde es den Leuten hier noch schlechter gehen.«

Aber das ging mir trotzdem nicht ins Hirn, so viel ich auch darüber nachdachte. Meine Urlaubsstimmung erhielt einen ersten Dämpfer. Am ersten Tag in dieser Lodge wurde ich durch einen tollen Ausflug von meinen Fragen abgelenkt. Eine Jeep-Safari stand auf dem Programm. Es war wirklich unglaublich: Wir sahen Giraffen, Elefanten und sogar einen Geparden, wie er oben im Baum schlief. Ich liebe diese Raubkatzen und war geflashed. Dieses Naturerlebnis und die fantastischen Geschöpfe faszinierten mich und machten mich demütig. Da die Lodge auch über Pferde verfügte, mochte ich am nächsten Tag keinen Ausflug machen, sondern reiten und danach den See erkunden. Ein fataler Fehler, wie sich später herausstellen sollte.

Der Ausritt machte Spaß. Dann duschen und ab um den See. Es war wunderschön hier, also noch schnell den Fotoapparat um den Hals, den Rucksack geschnappt und los ging es. Voller Freude ins Verderben. Am Seeufer saßen einheimische Familien, Kinder spielten im Wasser. Ich genoss diese friedliche, fröhliche Stimmung und schlenderte vorbei. Es gab zwar keinen markierten Weg, aber die Reiseleiterin hatte mir versichert, verlaufen sei unmöglich. Dann überholen mich zwei farbige Männer. In diesem Moment schon hätte ich es wissen müssen. Tief in mir drinnen wusste ich es auch. Da war ein Gefühl. Ein komisches Gefühl, ein Störgefühl. Aber ich ging weiter. Die Pfade um den See waren schmal und verschlungen und kurvig. Es war so herrlich grün um mich herum. Verschiedenste saftige Grüntöne. Und dann stehen sie vor mir, diese zwei Männer, und ich denke, wie dumm ich doch bin. Wie naiv. Sie schreien mich an, reißen mir den Rucksack vom Rücken, holen sich die Kamera, die nicht mal mir gehört, und schlagen mit Stöcken auf mich ein. Sie machen mich wütend, aber ich schlage nicht zurück, denn ich möchte ihnen nicht wehtun. Verrückt, ich weiß. Aber ich bin vorsichtig. Immer. Mit jedem Körper. Wenn ich meine Schwester im Sommer mit Sonnenmilch eincreme, dann regt sie sich jedes Mal auf und sagt: »Nun fass doch mal richtig an. Nicht so labberig.« Aber so bin ich eben. Ich möchte niemandem wehtun. Auch nicht diesen zwei Herrn, die mich gerade verprügeln. Dann wollen sie auch noch meine Uhr. Jetzt schreie ich sie an, denn die Uhr ist ein Geschenk. Ein tolles Geschenk, ich liebe sie. Aber das ist ihnen egal. Sie reißen mir auch die Uhr vom Handgelenk.

Dann rennen sie weiter und lassen mich zurück, wütend, naiv, verschämt, blamiert und mit einem schmerzenden, verprügelten Körper. Vor allem aber wütend. Wütend auf mich selbst, auf meine Dummheit, aber auch wegen der Uhr. Ich bin wütend, wütend, wütend. Und schließlich renne ich ihnen hinterher. Ich will meine Uhr zurückhaben. Das ist nicht gerecht, was da gerade passiert ist. Im Leben muss es doch gerecht zugehen, oder? Ich renne durch die saftige, wunderschöne Landschaft, aber ich sehe sie nicht mehr. Ich sehe nur noch den Wunsch nach Gerechtigkeit. Ich kann nicht glauben, dass Menschen SO sind. Natürlich kann ich sie auch verstehen: Sie leben da in diesen Blechbuden und nebenan Luxus pur. Dass man da auf solche Gedanken kommt, ist doch klar. Und dann kommt da so eine blonde, naive, für sie reiche Blondine daher. Ich hab ja quasi darum gebeten, mich zu überfallen. Und in dem Moment, in dem ich das denke, verraucht meine Wut. Sie haben ja recht. SIE sind sicher auch wütend. Wütend auf diese Ungerechtigkeit, diese reichen Touristen. Und in dem Moment, in dem die Wut verraucht, kommt die Angst. »Oh, sie hätten mich auch vergewaltigen können. Das hätte niemand, absolut niemand mitbekommen.«

Ich werde langsamer. Und bekomme noch mehr Angst. Niemand ist da, der mir helfen könnte. Die Familien am See? Sie spricht eine andere Sprache als ich. Sie hat ein anderes Leben als ich. Ich bin fremd, ich bin anders, ich bin unwichtig für sie. Und ich habe Angst. Ich bin allein. Einsam. Und dann fällt mir der Zimmerschlüssel ein. Der war in meinem Rucksack, und den haben nun die beiden Männer. So kehre ich um und gebe im Hotel Bescheid, was passiert ist.

Die Frau an der Rezeption ist schockiert: »Das darf nicht sein, die Reiseleiterin hat einen Fehler gemacht. Es ist für Gäste nicht erlaubt, alleine um den See zu gehen. Es muss immer ein Angestellter aus dem Hotel dabei sein.« Ihr Fehler, mein Verlust. Noch immer vergieße ich keine Träne. Die

Angst hat sich verkrochen, übrig sind nur Wut und Verständnis für die beiden Afrikaner. Und die Scham, solche Umstände zu machen.

Nachdem die nette Frau von der Rezeption dafür gesorgt hatte, dass ich etwas zu trinken bekam, und sich versichert hatte, dass ich keinen Arzt brauchte, ruhte ich mich in der Lobby aus. Wenig später kam meine Reisegruppe vom Ausflug zurück und ich berichtete, was passiert war. Die Reiseleiterin entschuldigte sich und beteuerte, dass ich natürlich nicht für den Verlust des Schlüssels aufkommen müsse. Doch meinem Vater fiel nichts anderes ein, als mir Vorwürfe zu machen – vor versammelter Truppe: »Das kann doch wohl nicht wahr sein. Mit dir hat man echt nur Ärger.«

Keine Umarmung, kein Trost, nicht mal die simple Frage, wie es mir geht. Man hat mit der Tochter Ärger, weil sie überfallen wurde. Welch missratene Tochter. Lässt sich einfach überfallen. In dem Moment rollten meine Tränen. Endlich kam die Anspannung heraus. All die Angst, die Scham, die Wut. Es HÄTTE noch viel mehr passieren können. Sie hätten mich viel schlimmer verprügeln können, sie hätten mich stark verletzen können. Sie hätten mich vergewaltigen können. Wie nett von ihnen, dass sie all das nicht getan hatten. Wie nett, dass sie mich nur geschlagen und ausgeraubt hatten. Dieser Überfall war ein existenzieller Übergriff auf meine Person. Später am Abend entschuldigte sich mein Vater bei mir und nahm mich in den Arm. »Es tut mir leid, Simone, ich habe im ersten Augenblick falsch reagiert. Ich bin so erschrocken, als du von dem Überfall erzählt hast. Und natürlich mache ich mir Sorgen um dich. Es ist zum Glück glimpflich ausgegangen, dir hätte noch viel mehr passieren können!«

Das Gefühl der Ablehnung konnte er damit nicht vertreiben. Bei mir blieb hängen: Ich darf nicht auffallen. Ich darf keinen Ärger machen. Nicht mal, wenn ich überfallen werde, darf ich Raum einnehmen. Ich darf nicht da sein. Und nun immer noch nicht. Ich bin unwichtig. Ein Nichts. Ein Wurm.

Ich schämte mich so sehr, dass ich wieder einmal alles falsch gemacht hatte. »Jeder andere hätte gewusst, dass man nicht allein um den See gehen darf«, redete ich mir ein. Und so ließ ich es dabei bewenden. »Passt schon, Papa. Du hast Recht, es ist ja nichts Schlimmes passiert.«

Obwohl der restliche Urlaub nach außen hin normal verlief, war ich tief in mir drin total verletzt. Seit diesem Überfall war ich nicht mehr unversehrt. Mein Vertrauen in die Menschen war nicht mehr vorhanden. Trotz all meines Verständnisses war ich von nun an ein anderer Mensch.

Heute kann ich das nicht mehr verstehen, aber über diese Episode wurde in meiner Familie nie wieder gesprochen. Mein Vater hatte mir gezeigt, was er davon hielt: Ich war selbst schuld. Und das verinnerlichte ich dann auch. Ich wollte kein Aufsehen erregen, nicht auffallen. Ich wollte nie auffallen. Ich dachte nur: Ich bin nicht wichtig und nicht gut genug, um gesehen zu werden. Also verhalte ich mich unauffällig. Wie es mir geht? Gut, alles ok. Ist ja nichts passiert, außer dass meine Sachen weg sind. Ist zum Glück nur Materielles. Das kann man ja ersetzen. Und eine Uhr braucht man zum Leben auch nicht unbedingt. Also, alles halb so wild. Gehen wir einfach mal zum Abendessen.

Aber in Wahrheit war es eine innerliche Katastrophe. Zwei Männer kommen auf dich zu. Halten dich fest. Sind stärker als du. Du möchtest dich wehren, aber sie sind einfach stärker. Du bist machtlos. Wehrlos. Mit dir wird einfach etwas gemacht. Etwas, das du nicht willst. Aber du kannst es nicht ändern. Das ist keine sexuelle Misshandlung, aber eine körperliche.

Seither kann ich es nicht mehr ertragen, wenn jemand hinter mir geht – bis zum heutigen Tag. Ich kann nicht ertragen, wenn meine Frau hinter mir liegt. Ich kann den Atem von anderen Menschen nicht ertragen. Viele Jahre lang habe ich es geübt, heute akzeptiere ich es. Hinter mir lauert die Gefahr. Die Ungewissheit. Ich akzeptiere, dass ich traumatisiert bin. In keinem anderen Fall kann ich das annehmen. Aber in diesem schon. Überfallen zu werden ist ein anerkanntes Trauma.

Noch Wochen später hatte ich Schmerzen von den Stöcken. Viele Monate lang tat es weh, wenn ich meine Arme hob. Aber viel schlimmer war, dass ich mich immerzu verfolgt fühlte. Jeder Gang auf die Straße war ein Spießrutenlauf. Niemand durfte hinter mir sein, dann stieg sofort die Panik hoch. Sie kroch meinen Nacken hinauf, und ich spürte wieder den Atem der Männer. Ich drehte mich ständig um, um zu sehen, ob jemand hinter mir war. Umdrehen, immer wieder umdrehen. Diese Paranoia sollte nicht so schnell wieder verschwinden, sie begleitete mich noch viele Monate lang.

Mittlerweile weiß ich, dass ich damals dringend Hilfe gebraucht hätte. Aber ich konnte mir nicht helfen. Mit meinem Vater habe ich nie wieder über diesen Überfall gesprochen. Meine Schwester war sauer, weil ihre Kamera weg war. Ich habe ihr den Schaden bezahlt. Mein Schaden ist nicht bezahlbar. In mir drin ist etwas zerstört worden an diesem wunderschönen, sonnigen Tag in Afrika. Und es wird nie wieder ganz sein.

Und dann wurde es sowieso unwichtig, wie es mir ging, denn meine Mutter erkrankte an Krebs. Es war ein Zufallsbefund. Bei einem Jahrescheck wurde der Krebs entdeckt. Im Darm. Meine Mutter kam sofort ins Krankenhaus. Als ich es erfuhr, wollte ich es nicht wahrhaben. Wie damals bei Rolf, da hatte ich es auch nicht wahrhaben wollen, dass er nun tot war. Das war so surreal. So ein Quatsch. Das passiert doch nur anderen. Oder?

Ich fuhr so bald wie möglich nach Gütersloh und besuchte meine Mutti im Krankenhaus. Meine heißgeliebte Mutti. Krankenhäuser waren durch meine Ausbildung für mich normal, auch die Intensivstation fühlte sich vertraut an. Ich fühlte mich dort wohl. Ich fühlte mich wohl, weil ich bei meiner Mutti war. Sie war da. Sie lebte. Sie wurde operiert. Sie überlebte.

Meine Mutter war wahnsinnig tapfer. Sie klagte nicht. Nie. Sie bekam einen künstlichen Darmausgang. Und mein Vater den Schock seines Lebens. Einen heilsamen Schock. Endlich begriff er, welch wunderbaren Menschen er an seiner Seite hatte und dass das Leben nicht selbstverständlich war.

Als meine Mutter wieder zu Hause war, war ich neugierig. Ich war ja jetzt vom Fach und kannte einiges aus der Medizin. Wir behandelten in Düsseldorf auf jeder Station. »Mutti, darf ich dein Stoma mal sehen?«, fragte ich sie also.

»Ja klar«, war die selbstverständliche Antwort meiner Mutter.

Als ich es sah, war ich entsetzt. »Oh Gott, Mutti«, flüsterte ich. »Das muss doch schrecklich weh tun.« Denn unter ihrem

Pflaster quoll das blanke Fleisch hervor. Es war entsetzlich. Eine einzige Wunde. Furchtbar. Die Haut unter dem Stomapflaster war entzündet, wie aufgeschürft, aber ohne zu heilen. Ich weinte. Meine Mutti tat mir entsetzlich leid. Warum trifft es die liebsten Menschen auf der Welt?, fragte ich mich. WARUM? Warum nicht die Fiesen, am besten die Mörder. Aber nein. Es traf meine Mutter. Das war einfach nicht gerecht.

Aber sie jammerte nicht. »Ja, das brennt schon ganz schön«, gab sie zu. »Aber weißt du was?«, fuhr sie lächelnd fort. »Papa hilft mir. Er hilft mir oft, das Stoma zu wechseln und unterstützt mich, wo er kann.« Da staunte ich nicht schlecht. War aus dem egoistischen Patriarchen tatsächlich ein echter, mitfühlender Mensch geworden? Er hatte endlich erkannt, was wirklich zählt. Er war unglaublich froh, dass Mutti noch lebte. Denn er wusste, ohne sie wäre er ein Nichts. Und so umgarnte er fortan seine Frau.

Dieses Ereignis geschah in einer Zeit, in der es auch für mich wieder eine Änderung gab. Nachdem ich die Physio-Prüfung in Düsseldorf bestanden hatte, entschied ich mich, mein Anerkennungsjahr in einer Klinik auf Sylt abzuleisten. Ich war einigermaßen stabil und freute mich auf das, was da kommen sollte. Mittlerweile wog ich 50 Kilo, was schon mächtig viel für mich war. Noch vor zwei Jahren wäre das ein absolutes No-Go für mich gewesen, aber nun war es normal. Ich konnte und wollte damit leben.

Wie es dazu kam, kann ich gar nicht so genau sagen. Ein Gramm zu viel auf der Waage war immer eine Katastrophe gewesen. Und dann gab es da diesen Morgen, an dem die Waage ein Kilo mehr anzeigte, und es war gar nicht schlimm. Na ja, wenn es 45 Kilo nicht überschreitet, ist das schon okay, dachte ich und wunderte mich selbst darüber. Irgendwann zeigte die Waage ein weiteres Kilo an. Na ja, wenn eine Vier vorne bleibt, ist es schon okay, ging es mir durch den Kopf. Das sollte noch eine ganze Weile so bleiben, aber der erste Schritt war getan.

Ich hatte immer das Gefühl gehabt, dass die Therapien mir gar nicht halfen. Aber im Stillen taten sie es doch. Heimlich und unerkannt stärkten sie meine Persönlichkeit, erhellten vieles und halfen mir zu heilen. Es ist nicht wie beim Tennisspielen: Erst kriegst du den Ball nicht mal übers Netz geschlagen, auch wenn du direkt davor stehst, aber dann plötzlich klappt es. Der Ball landet tatsächlich auf der anderen Seite. DAS ist in Therapien nicht der Fall, bei mir war das zumindest nicht so. Es gab nie diesen einen Aha-Moment, ab dem alles anders gewesen wäre. Aber der Prozess ging stetig voran, sodass ich in dieser Zeit auch immer weniger schnitt.

Sogar meine Depression verabschiedete sich allmählich. Es war wieder auf einer Party. Eine der letzten Partys in Düsseldorf. Mein Squashpartner Michael hatte Geburtstag. Seine Wohnung lag im 4. Stock, direkt unterm Dach. Eine schöne, gemütliche Wohnung mit vielen netten Gästen. Ich kannte keinen und hatte deswegen lange überlegt, ob ich überhaupt hingehen sollte. Ach was, dachte ich mir schließlich. Scheiß auf die Ängste. Wenn es mir nicht gefällt, kann ich ja wieder gehen. Gedacht, getan, und so saß ich an diesem Abend unter lauter interessanten, netten Menschen. Immer mal wieder wurde ein Witz gerissen oder ein lustiges Erlebnis erzählt. Und irgendwann sagte jemand etwas, das mich so richtig zum Lachen brachte. Ich staunte nicht schlecht: Jahrelang hatte ich rein aus Höflichkeit gelacht und gehofft, es möge echt aussehen. Aber in diesem Moment spürte ich, dass meine Empfindung nicht direkt hinter den Lippen endete, sondern mich ausfüllte. Sie war da, und sie war echt. Ich war unglaublich froh und voller Hoffnung. Es fühlte sich fremd an, aber gut. Wahnsinnig gut. Da war wieder ein Gefühl in mir. Und noch dazu ein schönes. Wow, ich war hingerissen.

Diese Party wird mir dank dieser unglaublich glücklichen Sekunde ewig in Erinnerung bleiben. Natürlich war ich nicht von dieser Sekunde an befreit von jeglichen düsteren Gedanken. Im Gegenteil, es sollte noch viele Jahre dauern, bis mich die Depression endgültig verließe, aber der Anfang war gemacht. Und DAS spürte ich in diesem Moment. Ein Lebenszeichen. Ein erstes Lebenszeichen.

Mein Anerkennungsjahr verbrachte ich also auf Sylt. Ja, genau, da, wo andere Urlaub machen und ja, das war toll. Ich erinnere mich noch genau an meine Anreise. Ich würde fast ein Jahr lang auf dieser wunderschönen Insel leben, und mein Gepäck bestand aus einem Rucksack und drei Tüten. Das ist eine ganz andere Seite an mir, eine ganz unkomplizierte. Ich besaß nicht viel und das Wichtigste hatte ich in den Rucksack gepackt. Noch ein paar Jacken in die Tüten gestopft, und los ging es. Bisher hatte ich alle paar Wochenenden in Gütersloh verbracht, um Freunde und Familie zu sehen. Von Sylt aus würde das nicht mehr gehen, das war klar. »Weiter weg geht es wohl nicht«, empörte sich meine Mutter mit einem Schmunzeln. Sie schüttelte den Kopf ob meiner wenigen Sachen, und dann ging es für mich ab zum Bahnhof. Einen Tag lang unterwegs sein, lesen, denken, leben. Und dann war ich da. Ich stieg aus dem Zug, ich war auf Sylt.

Sylt ist eine ganz besondere Insel. Sie hatte ein einzigartiges Flair für mich. Dieser wunderbare Strand, die Heidelandschaften, der Markt, das Café Kupferkanne und der Sport an der Promenade. Der Wind und das Meer natürlich, die vielen, unendlich vielen Stunden, die ich mit und ohne Begleitung durch den Sand marschiert bin.

Sylt war wie eine Auszeit für mich. Die Ruhe vor dem Sturm. Vielleicht war diese Auszeit unbedingt nötig, damit ich das Folgende wirklich schaffen konnte. Nicht, dass ich auf Sylt nicht auch geschnitten hätte. Nicht, dass ich auf Sylt nicht auch etliche depressive Nächte verbracht hätte. Aber Sylt war anders. Die Insel hat mich geprägt, denn dort lernte ich Demut. Wieso denn das?, fragst du dich. Denn Demut ist ein großes Wort. Moment, ich erzähle es dir. Dieser ganz besondere Lebensabschnitt war geprägt von den Menschen, denen ich dort begegnete. Viele haben mich zum Nachdenken gebracht, mich beeindruckt und etwas in mir ausgelöst. Da war zum Beispiel Annelie. Annelie war gehörlos und ein absolutes Faszinosum. Nicht nur, dass sie drei Sprachen fließend sprach, sie fuhr außerdem noch völlig selbstverständlich Auto, tanzte im Takt und flog mal eben gerade nach überallhin, wo sie gerade Lust zu hatte – und das als Gehörlose. Hammer! Ich habe es ihr anfangs gar nicht geglaubt, so gut sprach sie und so selbstverständlich war alles mit ihr. Sie hatte so viel Lebensenergie, dass sie alle in ihrem Umfeld damit ansteckte. Bald waren wir dicke Freundinnen, trafen uns in jeder freien Minute und diskutierten über Gott und die Welt. Während ich das Leben scheute, hatte Annelie sich als Erwachsene taufen lassen und die Welt erobert. Rüber nach Amerika, kein Ding, los geht's. Annelie begleitete mich viele

Jahre als sehr gute Freundin, und die Gespräche mit ihr, all die Diskussionen über Gott und die menschliche Existenz, was das alles soll und bedeutet – das war das pralle Leben. Ich genoss jede Sekunde mit ihr. Und auch ich ließ mich von Annelie anstecken, konnte wieder das Schöne im Leben sehen und was für ein unglaubliches Wunder es war, dass es mich überhaupt gab.

Dann war da Henrik. Henrik war ein Patient in der Nordseeklinik und kam in meine Sportgruppe. Wir verstanden uns sofort prima, scherzten miteinander, und es dauerte nicht lange bis zur ersten Verabredung. Weder Henrik noch ich waren auf irgendwas aus, es war sofort klar, dass alles nur freundschaftlich war, denn Henrik hatte eine Freundin und ich sowieso keinen Bedarf nach einer Gefühlsachterbahn. Bevor ich Henrik kennen lernte, hatte ich nicht gewusst, wie heftig Neurodermitis sein kann. Ich war zwar selbst betroffen, aber so schlimm wie bei Henrik war es bei mir nie gewesen. Henriks ganzer Körper war eine einzige Wunde. Durch die poröse, geschundene, trockene, entzündete Haut schauten zwei liebevolle Augen, die man einfach gern haben musste. Henrik erzählte mir, dass er sich abends zum Schlafen gehen verbinden müsse. Würde er das nicht tun, würde er sich nachts im Schlaf blutig kratzen. Stell dir das einmal vor. Du gehst nicht mal eben Zähne putzen, Schlafanzug an und ab ins Bett. Sondern du packst etliche Mullbinden aus und verbindest dir erst noch deinen ganzen Körper, damit dieser die Nacht aushält. Weil es so grässlich brennt und juckt, dass du selbst im Schlaf kratzt und kratzt und kratzt. Und das musst du jeden verdammten Abend tun, denn jeden Abend bist du wieder aufs Neue in Gefahr.

Je mehr ich über Henriks Leidensweg erfuhr, desto mehr verschob sich meine Wahrnehmung: Ich begann, mich über meine eigene Haut zu freuen, die ich zuvor regelrecht gehasst hatte! Ich freute mich über meine Gesundheit. Meine Haut war glatt (bis auf die Narben) und gesund, und ich konnte mich bewegen, ohne dass jede Bewegung wehtat. Henrik dagegen hatte immer Schmerzen und musste sich täglich enorm disziplinieren, um sich nicht wund zu kratzen. Ich würde nicht von Liebe sprechen, aber ich hatte plötzlich Respekt vor meinem Körper und begriff, dass ich besser auf ihn hören sollte, ihn besser behandeln sollte. Mein Körper war jung, trainiert, unverbraucht und eigentlich auch gesund – aber ich hörte nicht auf, ihn kaputtzumachen. Eine gesunde Haut ist so selbstverständlich, wenn man sie hat. Man denkt nicht darüber nach, es ist einfach so. Aber Henrik hat mir die Augen dafür geöffnet, dass nichts selbstverständlich ist, sondern ein Geschenk. Als er abreisen musste, brachte ich ihn zum Zug. Wir verabschiedeten uns ungern.

»Mach's gut«, sagte ich möglichst unbeschwert. »Komm mich gerne mal besuchen«, lud ich ihn ein.

»Mal sehen«, antwortete er und grinste schief, denn seine Freundin wartete ja zu Hause auf ihn und hätte sicherlich keine Luftsprünge gemacht, wenn er meiner Einladung gefolgt wäre. Dass er vergeben war, war für mich Gold gewesen, denn so konnte ich einfach mit ihm befreundet sein, ohne irgendwelche Hintergedanken und ohne Angst, mich einer verstärkten Nähe erwehren zu müssen.

»Es war schön mit dir«, sagte er.

»Ja, das fand ich auch. Danke für die vielen schönen Stunden und dein Vertrauen«, sagte ich, nicht mehr so unbeschwert.

»Ich steige dann jetzt mal ein«, murmelte er und nahm mich in die Arme. Wir hielten uns lange fest, denn unsere Zeit war intensiv und innig gewesen.

»Wir werden uns nie wiedersehen, oder?«, fragte ich mit Tränen in den Augen.

»Nein, ich glaube nicht«, antwortete er, wischte sich übers Gesicht und stieg in den Zug.

Tatsächlich haben wir uns nie wieder gesehen, aber Henrik hat mich in sechs Wochen mehr gelehrt als so mancher Therapeut zuvor. Ich verstand, dass das Leben ein Geschenk war, und dass es nichts brachte, immer nur um sich selbst zu kreisen. Der Blick auf andere Schicksale zeigte mir, wie verletzlich der Mensch ist, aber auch wie viel Kraft er hat, etwas aus sich zu machen.

Auf Sylt traf ich noch viele weitere Patienten, denen es viel schlimmer ging als mir. Und denen ich sogar helfen konnte! Das tat gut. So gut. Ich war zu etwas nütze. Ich taugte etwas. Ich konnte Menschen Mut geben, sie loben und unterstützen und motivieren, sich Gutes zu tun. Ich konnte ihnen durch meine Behandlungen Schmerzen nehmen oder diese wenigstens lindern. Ich konnte ihnen helfen, wieder zu Atem zu kommen, wenn auch nur vorübergehend.

Ich erinnere mich auch noch gut an Georg. Er war Insulaner und zeigte mir, dass es immer einen Grund zur Hoffnung gibt, und sei er auch noch so klein. Beim Motorradfahren war ein Auto in ihn hinein gerast und hatte ihm alle Knochen im Leib gebrochen. Arme, Beine, Rippen, Becken, Hände … Dass er überlebt hatte, grenzte an ein Wunder. Wir übten täglich. Erst im Bett, dann am Bett und schließlich im Wasser. Dann der große Tag: Nach sechs Monaten liegen durfte er nun das erste Mal in die Vertikale. Das Wasser hielt ihn, nahm seinem Körper das Gewicht ab. Dies war der innigste Moment, den ich auf Sylt erlebt habe. Georg war groß und viel älter als ich. Er stand da im Wasser vor mir, ich hielt ihn, und er weinte wie ein kleines Kind. Ich weinte mit. Dieses Glück miterleben zu dürfen, war das Größte. Ich begleitete Georg zurück ins Leben. Ich war dabei, als er zum ersten Mal wieder Hoffnung schöpfte. Ich war dabei, als er später seine ersten Schritte auf festem Untergrund tat. Ein paar Schritte ums Bett herum, dann auf dem Flur. Dann um die Klinik herum. Wir blickten gemeinsam aufs Meer.

Und dann, noch viel später, saßen wir gemeinsam in der Kupferkanne. Ein wunderschönes Café am Watt mit einem herrlichen Ausblick. Er lud mich dort zu Kaffee und Kuchen ein. In der Kupferkanne gab es die größten Kuchenstücke, die ich je gesehen habe. Ob ich eines gegessen habe, weiß ich nicht mehr. Vielleicht ja und dafür sonst nichts mehr an diesem Tag? Ich erinnere mich nicht mehr daran. Aber dafür erinnere ich mich noch ganz genau an Georgs strahlende Augen. Er war zurück im Leben. Trotz vieler Tränen und Verzweiflung und Ungeduld hatte er stets weiter mit mir trainiert und trainiert. Geübt und geübt und NICHT aufgegeben. Und heute düst er wieder mit seinem Motorrad durch die Welt.

Ich gab auch nicht auf. Ich schöpfte Kraft daraus, eine Hilfe zu sein. Die Dankbarkeit meiner Patienten war ein riesiger Schub für mein Selbstbewusstsein. Es gab einen Grund zu leben, nämlich anderen Menschen zu helfen. Ich schöpfte Kraft aus dem Geben, welch wunderbare Erfahrung. Diese Erkenntnis und all die Erlebnisse auf dieser besonderen Insel machten mich demütig und glücklich zugleich.

Die Dämonen kehren zurück

Nach Sylt wollte ich unbedingt nach Freiburg. Das war mein ganz großer Wunsch. Zum einen wegen der wunderschönen Stadt und Umgebung, zum anderen wegen eines Jobs. Ich hatte mich dort in einem ambulanten Sport-Reha-Zentrum beworben, um mein Anerkennungsjahr zu beenden – und einen Platz bekommen! Heutzutage ist eine ambulante Sport-Reha normal, es gibt inzwischen unzählige Zentren. Aber 1993 war diese Einrichtung mehr oder weniger einzigartig.

Wohnungen waren in der Studentenstadt schon damals rar, aber ich ergatterte ein klitzekleines Zimmer, ganz zentral gelegen. Ich reiste an einem Samstag an und war abends bereits auf einer Party eingeladen. Ich hatte mich meiner Zimmernachbarin Sylvia eigentlich nur vorstellen und kurz Hallo sagen wollen, aber ich blieb auf einen Tee. Und dann auf einen weiteren Tee und dann nahm sie mich abends einfach mit auf eine Party. Es war schön, so schnell Anschluss zu finden. Für mich normal. Überall, wo ich hinzog, lernte ich schnell andere Menschen kennen und hatte sofort Verabredungen. Ich war und bin sehr offen für Menschen. Ich bin locker und mache einen vertrauenswürdigen Eindruck. An Borderline und Depressionen dachte erst mal niemand, der mich kennenlernte. Sylvia und ich wurden sehr enge Freundinnen und redeten wirklich über alles miteinander. Nach zwei Monaten fanden wir gemeinsam eine Wohnung direkt im Studentenviertel und richteten uns dort eine gemütliche WG ein.

Mein dritter Tag in der Studentenstadt war ein Montag – und mein erster Arbeitstag. Ich betrat das moderne Zentrum und war sofort begeistert. Links ein riesiges Fitnessstudio, rechts die Physiotherapie. Und alles voller junger, sportlicher Patienten und Patientinnen. Die Arbeit machte mir riesigen Spaß. Ich arbeitete mit Sportlern. So lernte ich auch Luis kennen, Volleyballer und Rückenpatient und schon bald mein erstes Date. Auf Sylt hatte ich keine Beziehung gehabt und das hatte mir richtig gutgetan. Doch nun streckte ich wieder die Fühler nach Männern aus, obwohl ich nicht besser für eine Liebesbeziehung gewappnet war als früher. Ich verliebte mich bald in ihn. Er machte es mir auch nicht schwer, denn Luis war attraktiv, witzig und gescheit. Ein Traummann. Aber das Fiasko nahm seinen Lauf, denn schon bald kamen wir uns körperlich näher und in diesem Bereich hatte ich mich überhaupt nicht weiterentwickelt. Es war mir klar, dass körperliche Nähe zu einer Beziehung dazugehört. Ich fand Luis' Körper wunderschön und so wagte ich mich an den ersten Sex mit ihm. Leider war es wie immer: Es fühlte sich an wie eine Vergewaltigung. Nichts daran war schön. Einfach nichts. Ich hasste es. Wenn ich wusste, es ist mal wieder Zeit für Sex, meldete sich die Angst. Wenn ich wusste, ich war mit ihm verabredet, Angst. Schweigen. Es war, als wäre ich gar nicht mehr da.

Er war Student, eloquent, klug. Und ich die große Schweigerin. Wenn er mir von seinem Tag erzählte, fragte er häufig: »Und du? Du hast mal wieder nichts erlebt?« Ich lächelte und gab irgendeine möglichst kurze Antwort. Ich war zu unwichtig, um Raum einzunehmen und von mir zu erzählen. Ein Wurm eben. Es war verrückt und traurig, unendlich traurig. Ein halbes Jahr, in dem ich Schmetterlinge im Bauch hätte haben müssen. Aber das Gegenteil war der Fall: Trauer, Wut, Verzweiflung. Trauer über die Tatsache, dass ich nicht lieben konnte, ohne zu leiden. Wut auf mich selbst und Verzweiflung darüber, dass ich zur Einsamkeit verdammt zu sein schien. Einsamkeit, mein größter Feind.

Es hatte einfach keinen Sinn, nach sechs Monaten trennten wir uns. Aber ich hatte damit meine Dämonen zurückgeholt: Die Rasierklingen wurden wieder zu meinem Frühstück, meiner Beilage zum Kaffee. Den Zusammenhang erkannte ich damals nicht. Ich lebte weiter, aber wieder war da diese Leere, die Depression kehrte zurück. Ich rutschte immer tiefer in diese Sehnsucht nach dem Tod. Die Sehnsucht danach, dass alles vorbei und endlich Frieden wäre. Ich hoffte auf etwas, das mich aus diesem Desaster herausholte. Aber es passierte nichts, und irgendwann musste ich mich entscheiden: »Will ich wirklich sterben? Oder gehe ich in eine Klinik?«

Ich hatte mit Sylvia darüber gequatscht und mit meinen guten Freiburger Freunden. Sie waren ja nicht blind und taub, und sie merkten, dass es mir immer schlechter und schlechter ging. Sie machten Lösungsvorschläge: Homöopathie, Tagesklinik, Krankenkasse anrufen, Reiki, Heilerin, Kinesiologie waren nur einige Ideen. Ich liebte meine Freunde für ihre Ratschläge, ihren Eifer und ihre Zuneigung zu mir. Und entschied mich für die Klinik. Ich stellte einen Antrag bei der Krankenkasse. Dieser wurde ungewöhnlich schnell genehmigt und – zack – war ich auch schon auf dem Weg zur stationären Therapie. Ein Freund fuhr mich hin. Es gibt ein Foto von diesem Tag. Ich habe ein langarmiges Shirt an. Mein Freund hat seinen Arm über meine Schultern gelegt, ich halte seine baumelnde Hand fest. Dadurch sieht man meine Hand. Über die komplette Hand ziehen sich mehrere blutrote Streifen. Über jeden Finger zieht sich ein Streifen, der erst am Nagel endet. Es sieht gruselig aus, fremd, und doch war das damals für mich so unglaublich normal.

Als ich reinging, war es wie immer, wenn es ernst wurde: Ich fand alles aufregend und spannend. Die Klinik war schick, freundlich, grüne und gelbe Farbtöne begrüßten mich und eine ebenso freundliche Dame an der Rezeption. Wir erledigten den Papierkram, dann verabschiedete sich mein Freund von mir und die nette Rezeptionistin zeigte mir mein Zimmer und alles, was sonst noch wichtig war. Ich hatte tierisches Glück, denn ich bekam vorübergehend ein Einzelzimmer. Dafür war ich unendlich dankbar, denn Nähe war ja nicht so mein Ding.

Ich verbrachte knapp sechs Monate in dieser psychosomatischen Fachklinik in der Pfalz. Mitten in den Weinbergen erlebte ich in dieser Zeit eine andere Welt. Und zum ersten Mal in meinem Leben traf ich auf Menschen, die ebenfalls schnitten. Ritzten. Autoaggressiv waren. Hier hörte ich diese Vokabeln zum ersten Mal. Ich sah zum ersten Mal, dass ich damit nicht alleine war auf dieser Welt. Dass das Ganze sogar einen Namen hat. Ich sah andere zerschnittene Arme und konnte mit den dazugehörigen Menschen ganz offen und zwanglos darüber reden. Das war eine unglaubliche Wohltat. Endlich wusste ich, warum ich mich so fühlte. Ich war nicht einfach nur verrückt. Krank. Anders. Sondern ich hatte etwas, das andere auch hatten. Ich begutachtete meine Mitpatienten. Manche hatten so tiefe, wulstige Narben, dass mir angst und bange wurde. SO wollte ich dann doch niemals aussehen. Andere hatten dünne, schmale Narben wie ich. Mit einigen Autoaggressiven unterhielt ich mich, ich merkte, dass es vielen noch wesentlich schlechter ging als mir. Einige mied ich fortan, denn ihre negative Energie hätte mir nicht gut getan.

In der ersten Woche lernte ich meine sehr nette und junge Therapeutin kennen, Frau Hofmann. Mir wurde Blut entnommen, ich wurde genau untersucht und für gesund und drogenfrei befunden. Ich erhielt meinen Stundenplan, der erst in der zweiten Woche etwas mehr gefüllt war und genoss somit eine Woche lang Ruhe und Runterkommen.

Ich hatte keine Erwartungen an die Klinik gehabt. Dazu war ich in einem viel zu schlechtem Zustand gewesen. Ich wollte erst mal einfach nur überleben. Aber als ich dann einmal alles mitgemacht hatte, war ich angetan von den guten Therapeuten und einigen sehr netten Mitpatienten, mit denen ich noch viele weitere Jahre Kontakt hatte. Hier bekam ich auch meine Borderline-Diagnose. Frau Hofmann gab mir nach einigen Wochen ein Buch mit: *Ich hasse dich, verlass mich nicht* von Jerold J. Kreismann und Hal Straus. Ich las es, nein, ich verschlang es, denn es erzählte von mir. Ich erkannte mich in nahezu jedem Kapitel wieder.

In der nächsten Sitzung fragte Frau Hofmann mich nach diesem Buch.

»Wie hat es Ihnen gefallen?«

»Sehr gut, es ist, als hätten die Autoren über mich geschrieben«, antwortete ich begeistert.

»Ja«, sagte sie ganz ruhig, »das Gefühl habe ich auch.« Dann schwieg sie.

Ich stutzte. »In dem Buch geht es ja um Borderline«, sagte ich zögerlich.

»Ja, genau«, antwortete sie. Dann schwieg Frau Hofmann wieder.

Ich stutzte wieder und geriet ins Nachdenken. »Meinen Sie? Öhm, wollen Sie damit sagen … Also, denken Sie, ich bin eine Borderlinerin?«, fragte ich, äußerlich ganz ruhig.

»Ja, das denke ich«, sagte sie und lächelte mich an. »Wie geht es Ihnen mit dem Gedanken, Borderlinerin zu sein?«

»Ehrlich gesagt, gut. Richtig gut.« So paradox es klingt, ich antwortete mit voller Begeisterung. »Das würde bedeuten, dass ich jetzt endlich weiß, was ich habe. Es gibt endlich einen Namen. Ich kann meine Probleme jetzt anpacken.«

»Sehr schön«, freute sich Frau Hofmann mit mir.

BORDERLINE. Ich war so froh über diese Diagnose. Dass das Ding endlich einen Namen hatte. Irgendwie war ich auch stolz drauf, denn Borderline war die gefürchtetste Diagnose in der gesamten Klinik. Komisch, oder? Aber es war wie immer. Wenn es wirklich dramatisch wurde, wurde ich ruhig, entspannt, locker und lustig. Ich fand es cool, nun Borderlinerin zu sein. Ich hatte nun eine Erlaubnis, hier in der Klinik zu sein und konnte all mein verrücktes Verhalten nachvollziehen und erklären. Mir und auch meinen Mitmenschen.

Warum hatten meine früheren Therapeuten diese Diagnose nicht gestellt? Warum hatten sie nicht erkannt, wie es wirklich um mich stand? Damals konnte ich das nicht verstehen, aber nachdem ich mehr zum Thema Borderline erfahren und gelesen hatte, wurde mir vieles klar.

Diese psychische Krankheit wurde zwar schon vor mehr als hundert Jahren zum ersten Mal beschrieben, aber in die gängige therapeutische Praxis fand sie wohl erst sehr spät Eingang. Viele der Ärzte, die mich behandelt hatten, hatten wohl einfach nichts oder zu wenig darüber gewusst. Zudem ist die Diagnose nicht so einfach. Viele Symptome, wie beispielsweise Depressionen, treten auch in anderem Zusammenhang auf und werden häufig einzeln therapiert. Ohne Erfolg natürlich – so wie auch bei mir –, denn an die Ursache der psychischen Beschwerden kommt man damit nicht heran.

Ich las nun über die Kriterien, wie Borderline erkannt werden kann:

- Verzweifeltes Bemühen, die Angst vor dem Verlassen werden zu vermeiden – check.
- Intensive, aber instabile zwischenmenschliche Beziehungen; Wechsel zwischen Idealisierung und Entwertung – check.
- Instabilität des Selbstbildes, Störung der Identität – check.
- Selbstschädigendes Verhalten, z. B. Essstörungen – check.
- Selbstmordgedanken, Selbstverletzung – check.
- Starke Stimmungsschwankungen und innere Anspannungszustände, Störung der Affektregulation – check.
- Chronisches Gefühl der Leere, Depressionen – check.

Im Katalog der psychischen Erkrankungen werden für Borderliner Störungen in verschiedenen Bereichen aufgelistet, und wenn fünf oder mehr auf einen zutreffen, kann die Diagnose gestellt werden. Eine Ansammlung an Kuriositäten. Meine ganze Persönlichkeit war völlig instabil, wie man so schön sagt.

Eine Borderline-Störung tritt meistens erst im jungen Erwachsenenalter auf. Es gibt vorher Hinweise und kleine »Ausrutscher«, aber so richtig los geht es meist erst irgendwann in den Zwanzigern. So war es bei mir auch gewesen: In der Grundschule ein Ausrutscher, in der Jugend nur die Autoaggression, ansonsten war ich scheinbar ziemlich normal. Ein pubertierender Teenie eben. So richtig los ging es, als ich die Zwanzig überschritten hatte. Da kam alles zusammen und blieb, viele dramatische Jahre lang.

Borderline ist eine emotional-instabile Persönlichkeitsstörung. Volltreffer. Ich will dir gerne ein Beispiel dafür geben. Ein Bild, das mir herunterfiel, konnte mir den ganzen Tag versauen. Wenn dir ein Bild runterfällt, hebst du es wieder auf und gut ist. Oder? Das konnte bei mir auch sein. Aber es war nicht selten so, dass so eine Lappalie für mich eine Katastrophe darstellte und ich mich dafür fertig machte. Ein Gedankenkarussell wurde in Gang gesetzt, das ich nicht mehr stoppen konnte: »Wie dumm ich doch bin, wie ungeschickt und welch ein Nichtsnutz.«

Auch die Gefühlsschwankungen waren bei mir ziemlich ausgeprägt, ich kippte ständig von einem Extrem ins andere. Immerzu war ich wie ein Detektiv auf der Suche danach, was ich in den Augen anderer falsch gemacht haben könnte. Wenn ich gekocht hatte und mein Gegenüber das Essen nicht in höchsten Tönen lobte, hatte ich Angst, schlecht gekocht zu haben. Mein Selbstwertgefühl stand und fiel mit dem Urteil anderer – wohlgemerkt mit dem Urteil, wie ich es mir dachte, nicht mit dem realen. Wenn ein Patient nach meiner Behandlung nicht schmerzfrei war, geriet ich manchmal in höchste Not, unzulänglich zu sein. »Ich bin eine schlechte Physiotherapeutin, hätte ich mich doch nur mehr angestrengt.« Ich war verzweifelt, hatte schlaflose Nächte, in denen ich die Behandlungen noch mal durchging oder Gespräche wieder und wieder Revue passieren ließ, weil ich Angst hatte, etwas Falsches gesagt zu haben. Du spürst, WIE anstrengend das ist, oder?

Damals war Borderline für mich Borderline. Ich hatte eben genug Störungen, um in diese Kategorie zu passen. Und, wie gesagt, die Diagnose war wohl in Deutschland relativ neu. Heute wird Borderline viel genauer beschrieben. Und in zwei Typen eingeteilt, was meiner Meinung nach eine gute Idee ist. Der erste Typ ist der Extrovertierte. Der Impulsive. Er fällt durch seine völlig mangelhafte Impulskontrolle und Unberechenbarkeit auf. Der zweite Typ ist der Introvertierte. Bei ihm wird die Störung meist nicht so schnell erkannt, weil er alle negativen Gefühle an sich selbst auslässt. Die Wutausbrüche treffen nicht das Gegenüber, sondern ihn selbst. Das bin ich.

Du kannst es dir trotzdem noch nicht wirklich vorstellen? Also, ich glaube, so wirklich zu begreifen, wie es IN einem Boderliner aussieht, ist fast unmöglich. Aber ich möchte dir noch ein Beispiel geben. Also, stell dir vor, du stößt dich. »Aua«, sagst du, ärgerst dich über deine Ungeschicklichkeit, reibst über die schmerzende Stelle und verrichtest weiter deine Aufgaben. Ich aber bin bei so einem Missgeschick völlig ausgerastet. Wenn es eine Wand oder Tür war, gegen die ich aus Versehen gelaufen bin, habe ich auf die Tür eingeschlagen. Das entbehrt natürlich jeder Logik, aber mich versetzte so etwas in eine unkontrollierbare, rasende Wut. Und die musste raus. Das war kein Wutausbruch gegen jemand anderen, wie ihn ein extrovertierter Borderliner hätte, sondern es ging immer gegen mich. Ich war ständig wütend auf mich selbst. So extrem wütend, dass ich mich selbst dafür bestraft habe mit Schmerz. Nicht selten hatte ich danach zusätzlich zu der aus Versehen schmerzenden Stelle noch weitere an den Händen und fette Schwellungen, weil meine Hände natürlich von den Schlägen auf die Tür gelitten haben. Ich erinnere mich an eine Borderline-Kollegin, die aus Wut so stark mit der Hand auf den Tisch eingeschlagen hatte, dass diese danach gebrochen war und sie wochenlang mit einem Gips rumlaufen musste.

Aber Wahnvorstellungen hatte ich zum Glück nie. Ich habe mich mal für eine Borderline-Studie beworben. Ich war ganz nah dran, mitmachen zu können, aber eines fehlte mir. Das Verrückte. Ich hörte keine Stimmen. Das meine ich ernst. Das fehlte mir, und ich bin unendlich dankbar, dass ich nie so stark aus der Realität weggedriftet bin, dass ich Stimmen hörte.

Borderline entsteht häufig durch traumatische Erlebnisse in der Kindheit, aber es gibt auch die Borderliner mit einer schönen, behüteten Kindheit. Dazu gehöre dann wohl ich. In der Jugend änderte sich das zwar, aber meine Kindheit, die war absolut keine Rechtfertigung dafür, Borderline zu bekommen.

Nicht so schön ist, dass man bei Borderline von einer Störung im Gehirn ausgeht. Ich habe eine Störung im Gehirn?

Puh, klingt fürchterlich. Zumal ich niemals etwas in meinem Körper haben wollte, das von außen auf mich wirkt. Ich habe niemals Tabletten genommen. Keine Antidepressiva, keine Psychopharmaka, nichts dergleichen. Das wäre mir zu heftig gewesen, davor hatte ich Angst. Und, um Gottes Willen, davon hätte ich ja auch dick werden können! Auf gar keinen Fall. Paradox, was? Denn ich war es ja selbst, die ihren Körper kontinuierlich zerstört hat. Aber niemals von innen. Ich habe, wenn ich gegessen habe, immer gesund gegessen. (Na ja, außer das viele Eis mit Jan nach unseren Disco-Besuchen.) Ich habe niemals Alkohol als Suchtmittel benutzt, ich habe geraucht, aber so eine richtige Raucherin war ich niemals. Ich habe alles Mögliche ausprobiert, auch Drogen, aber nie bestand die Gefahr, dass ich abhängig werde. Meine Süchte waren das Schneiden und der Sport. Aber etwas, das ohne mein Zutun in mir, auf meine Gedanken und Gefühle einwirkt? Nicht mit mir, ich wollte wenigstens den Hauch von Kontrolle haben.

Viele Wochen verbrachte ich in dieser Klinik. Sie wurde fast zu so etwas wie einem Zuhause. Ich lernte viele Menschen kennen, verrückte und weniger verrückte. Menschen mit Wasch- und Kontrollzwängen, Panikattacken, Depressionen, Magersüchtige, Bulimiker und andere mehr. Ich lernte eine neue Welt kennen und lebte in diesen knapp sechs Monaten in einer ganz eigenen Welt. Ich hatte das Glück, fast die gesamte Zeit über ein eigenes Zimmer bewohnen zu dürfen. Mit einer Ausnahme und die hieß Elisabeth. Sie schnarchte zum Glück nicht, aber sie brachte einen ganzen Koffer voller Stofftiere mit. Einen ganzen Koffer! Ich habe bei 100 Stofftieren aufgehört zu zählen. Sie drapierte alle Stofftiere rund um ihr Bett, auf den Schränken und Kommoden, im Bad und auf dem Balkon. Sie war 56 Jahre alt.

Meine Therapien in der Klinik waren intensiv und gut. Ich hatte jede Woche zwei Einzelgespräche, außerdem Gesprächsgruppe, Energiegruppe, Sport, Malen, autogenes Training, und auch medizinisch wurde geprüft, ob alles mit uns okay ist. »Alles klar«, sagst du jetzt vielleicht. »Darunter kann ich mir etwas vorstellen. Aber was zum Kuckuck ist eine Energiegruppe?« In dieser Gruppe ging es sehr viel um Bewegung. Aber nicht die Art von Bewegung, die ich pflegte. Keine Sucht-Bewegung, sondern gesunde Bewegung. Wir lernten, in unseren Körper hineinzuspüren, statt ihn zu schänden und einfach nur als Werkzeug zum Ausleben unserer Probleme zu nutzen. Wie fühlt sich diese und jene Bewegung in meinem Körper an? Wo zieht es? Welche Bewegungen lösen welche Gefühle aus? Wir machten Gruppenübungen, in denen meine größte Herausforderung die Nähe zu anderen Menschen war.

Wir machten die gruseligste Übung überhaupt, nämlich anderen Menschen blind vertrauen: Wir sollten die Augen schließen. Ein anderer Patient führte uns so durch die Halle und passte auf uns auf. Das ging gerade noch. Aber die allerschlimmste Übung war für mich, die Augen zu schließen und dabei von meinem Gegenüber angesehen zu werden. DAS hatte ich bisher mein ganzes Leben lang vermieden. Niemand, aber wirklich niemand sollte mich mit geschlossenen Augen sehen, das bedeutete für mich Kontrollverlust pur. Nicht umsonst hatte ich mit Oliver diesen Schlaf-Psychoterror betrieben. Kontrolle abgeben bedeutet, ins Vertrauen zu gehen. Und das war mir viel zu gefährlich. Ich vertraute niemandem. Ich selbst hasste Menschen, wenn sie ihre Augen schlossen. Es ekelte mich, und ich wollte niemandem die Chance geben, sich vor mir zu ekeln. Keinem meiner Partner und fremden Menschen schon mal gar nicht. Aber mitgehangen, mitgefangen. Ich war hier, um mich zu entwickeln und gesund zu werden. Also machte ich die Übung mit – und siehe da: Ich habe überlebt!

Was ich allerdings kein einziges Mal geschafft habe, war das autogene Training. Jeden Freitag um 12 Uhr, ich weiß es noch ganz genau. Ich begab mich pflichtbewusst jeden Freitag in den Entspannungsraum, nur um ihn keine 15 Minuten später wieder zu verlassen. Wir mussten uns alle auf eine Matte legen. Wenn viele da waren, war das schon mein erstes Problem. Fremde Menschen so nah neben mir – gruselig. Dann ging es los. Hinlegen und Augen zu. »What?« Die Menschen neben mir – und überhaupt, alle anderen in dem Raum lagen mit geschlossenen Augen da und atmeten auch noch. Manche lauter, manche leiser. Absolut NICHT auszuhalten für mich. Also nichts wie raus.

Eine Woche später versuchte ich es wieder … Fast sechs Monate lang kam ich jeden Freitag pflichtbewusst um 12 Uhr in den Gruppenraum. Ich habe es kein einziges Mal ausgehalten. Und auch heute noch ist das Atmen anderer oft Horror für mich. Wenn meine Frau nachts neben mir schnauft, muss ich manchmal gehen, weil mich dieses Geräusch in den Wahnsinn treibt. Warum ist das so schlimm? Es ist doch der Mensch, den ich liebe, der da atmet. Ja, darüber habe ich auch oft nachgedacht. Aber ich kann es nicht sagen. Ich wüsste es gerne, aber manche Dinge werde ich wohl nie herausfinden. So lasse ich es ruhen und mache einfach das Beste draus.

Das Wichtigste an dem Klinikaufenthalt waren natürlich die Therapiestunden. Mit Frau Hofmann konnte ich vieles aufarbeiten: Wir sprachen über meine Eltern und Geschwister, über die Situation am Frühstückstisch, von der ich dir auch schon berichtet habe. Über meine Kindheit und Jugend, einfach über alles. Wir sprachen auch über mein aktuelles Leben und über mein Schneiden, das Essen und die depressiven Zustände. »Wie geht es Ihnen heute?« war meist der Einstieg in die Sitzung. Wenn es mir gut ging, arbeiteten wir an meinen großen Themen, war meine Antwort aber: »Geht so« oder »Voll traurig« oder ähnliches, kümmerten wir uns um meine aktuelle Verfassung.

Manchmal bekam ich Hausaufgaben auf, an eine der ersten erinnere ich mich noch gut: »Schreibe deinen emotionalen Lebenslauf.« Es ging hier also nicht um meine schulischen und beruflichen Stationen, sondern um meine emotionalen. Ich schrieb und schrieb – heraus kam ein tiefschwarzer Aufsatz. Einem Borderliner ist nicht einfach nur langweilig, er ist auch nicht traurig oder froh oder gut gelaunt. Sondern ein Borderliner ist so traurig, dass er sich von der Brücke stürzen möchte. So glücklich, dass er die ganze Welt umarmen möchte. Ein Borderliner ist nicht verwundert, sondern fassungslos. Er ist nicht besorgt, sondern zutiefst bestürzt und unendlich hoffnungslos. Was ich damit sagen möchte ist, dass meine Gefühle über das normale Maß hinaus gingen. Die Kurven meiner Emotionen verliefen nicht in seichten Wellen, sondern in orkanartigen Höhen und Tiefen. So bekam Frau Hofmann einen Lebenslauf, der wohl eher einem Thriller glich als einem Lebenslauf. Wir sprachen darüber.

»Ihr Lebenslauf klingt sehr heftig. Wie ging es Ihnen beim Schreiben?«, fragte sie mich.

»Es war wirklich heftig, aber tat auch irgendwie gut.«

»Sie haben schon viel Scheiße in Ihrem Leben erlebt«, sagte sie in ihrer lockeren, direkten Art.

»Das kann man wohl sagen«, antwortete ich.

»Ich habe noch eine weitere Aufgabe für Sie«, beendete sie diese Stunde, nachdem wir ausführlich über meinen Lebenslauf gesprochen hatten.

»Und die ist?«, fragte ich neugierig.

»Sie schreiben noch mal einen Lebenslauf.«

»Waaaas, wieso das denn?«

»Weil Sie diesmal darüber schreiben, was Ihre Vergangenheit Gutes hatte.«

»Ups, da wird mir nicht viel einfallen.«

»Vielleicht doch. Also, was haben Sie aus den Ereignissen gelernt? Haben Sie Eigenschaften entwickelt, die Sie stärker gemacht haben? Welche Eigenschaften haben Sie überleben lassen? Was haben Sie Gutes erlebt? Was war gut an Ihren Eltern, Ihren Geschwistern und Freunden? In diesem Lebenslauf dürfen Sie NUR Gutes schreiben. Viel Spaß dabei.«

Puh, DAS war mal eine Aufgabe. Aber ehrlich gesagt, nachdem ich gefühlte Stunden leere Blätter angestarrt hatte, kritzelte ich die ersten Zeilen und wollte dann gar nicht mehr aufhören. Wow, es gab so viel Gutes zu berichten. Nach diesem Aufsatz war ich erstaunt, welch tolles, besonderes, aufregendes Leben ich doch lebte. Es tat gut, mir das ins Bewusstsein zu rufen. Dieser Lebenslauf tat mir richtig, richtig gut.

Zurück im Leben?

So gut es war, dass ich in die Klinik gegangen war und dort endlich eine Diagnose bekommen hatte: Es riss mich nicht raus. Auch in der Klinik wurde das Ausmaß von Borderline, Autoagression, Depression und Co. nicht geringer. Nun war ich schon fast ein halbes Jahr dort und wollte noch einmal verlängern. Aber es half nichts: Irgendwann musste ich zurück in die normale Welt. Und scheiterte dort kläglich. Viele Wochen ging es mir schlechter als vorher. Nun kam ich also in der normalen Welt gar nicht mehr zurecht. Ich wollte keine Physiotherapeutin mehr sein. Ich wollte nicht mehr ständig hören, wie mir andere Menschen von ihren Problemen und Schmerzen erzählten. Ich wollte nichts mehr sein. Ich war wieder an diesem verdammten Punkt, an dem es nicht weiterging. Ich wollte dieses Leben nicht mehr. So nicht. Immer noch suchte ich nach der Lösung.

Ich fand sie nicht – noch nicht. Ein paar Jahre irrlichterte ich noch so durch mein Leben. Immer in Bewegung, immer was Neues, Aufregendes, raus aus dem Trott. Ich kündigte meinen sicheren Job in Freiburg und wurde Springerin als

Masseurin in der »Beauty Farm« des Clubs Aldiana. Mehr Bewegung geht nicht, denn ich war stets woanders: Djerba, Fuerteventura, Tunesien.

Dann rief mich eine ehemalige Mitpatientin aus der Klinik an. »Simone, ich hab genau das Richtige für dich!«, schrie sie vor lauter Aufregung ins Telefon. Sie hatte eine Anzeige in der Zeitung gelesen, dass ein Deutscher, der einen idyllischen Hof in Frankreich bewirtschaftete, eine Mitarbeiterin suchte, eine Art Mädchen für alles. Sofort war ich begeistert. Wieder Koffer packen, ab nach Frankreich. Ich mache es kurz: Es war ein Reinfall. Nicht das Leben dort an sich, sondern der Mann. Alles dort war ein einziger Traum, ich hätte den Rest meines Lebens auf dem Hof verbringen können. Bis sich mein Arbeitgeber, der in wenigen Wochen zu einem Freund geworden war, in mich verliebte. Aber ich war nicht verliebt, außerdem vermutete ich, dass er auch Borderliner war. Ich nahm Reißaus und fuhr zurück in meine Wohnung nach Freiburg.

Meine alte Chefin stellte mich hocherfreut wieder ein. Ich hatte supernette Patienten, aber ich ertrug meine Arbeit nicht mehr. Zu nah, zu eng, zu körperlich. Was aber sollte ich anderes tun? Keine Ahnung, und das wurde dann auch egal. Total egal. Scheißegal. Denn der fürchterliche Krebs meiner Mutter war wieder da. Und diesmal in einem Ausmaß, der uns alle mit Entsetzen erfüllte. Er war überall. Im Kopf, in den Lungen, im Darm. Meine Mutter würde sterben.

Ich fuhr so oft wie möglich nach Gütersloh. Und traf mich wieder mit einem Mann: Dietmar. Ihn hatte ich auf einer meiner Springerreisen in Tunesien kennengelernt. Wir hatten die ganze Zeit Kontakt gehalten, sogar in Frankreich hatte

Dietmar mich ab und an angerufen und mit mir geplaudert. Nun rief ich ihn an. Er nahm ab und freute sich, meine Stimme zu hören.

»Hey«, sagte er erfreut, »wie geht's?«

»Nicht gut«, antwortete ich traurig. »Ich fahre jetzt nach Gütersloh, meine Mutter ist zum zweiten Mal an Krebs erkrankt, und diesmal hat er gestreut.«

»Ach, das ist ja schrecklich«, rief er entsetzt. Dann schwiegen wir für einen Moment. Bis Dietmar zaghaft fragte: »Willst du bei mir vorbeikommen? Vielleicht kann ich dich aufmuntern.«

Das war eine gute Idee. Eine sehr gute. Ich hatte nicht nur Vertrauen zu Dietmar, sondern auch viele heitere Stunden mit ihm erlebt. Wir lernten uns in der Massageabteilung des tunesischen Clubs Aldiana kennen. Dietmar buchte einige Massagen bei mir und wir unterhielten uns dabei prächtig. »Ich muss mal ausspannen. Und da ich solo bin, habe ich mir einen Club ausgesucht«, erzählte er ganz offen. Ich sagte erst mal nichts dazu, mir war es nämlich ultrapeinlich, dass ich gerade keinen Partner hatte – das könnte ja für mein Gegenüber bedeuten, ich wäre doof und auf keinen Fall liebenswert. Dietmar aber erzählte locker davon und aus seinem Leben. Und nach einigen Massageeinheiten lud er mich abends am Pool auf ein Getränk ein. Er war nett und lustig, charmant und großzügig. Wir lachten viel miteinander. Kurz vor meiner Mittagspause tauchte er ab dann jeden Tag mit zwei Tassen Kaffee bei mir im Beautybereich auf, und dann gingen wir zusammen Mittagessen. Nach Feierabend spazierten wir am Strand entlang, und wenn ich auf mein Zimmer ging, um am nächsten Tag fit für die Arbeit zu sein, zog er weiter in die Club-Disco.

Bei Dietmar fühlte ich mich so wohl, dass ich ihm schon in Tunesien ganz offen von meiner Borderline-Krankheit und den damit verbundenen Problemen erzählte. Er reagierte herrlich entspannt. Er hörte mir ganz unaufgeregt zu, gab mir weder Ratschläge noch war er entsetzt. Wie angenehm.

»Das heißt, die Wunden, die du da an deinem Oberarm hast, die hast du dir selbst zugefügt?«, fragte er interessiert und null geschockt.

»Ja, genau.«

»Und wie machst du das?«

»Am liebsten nehme ich Rasierklingen. Wenn ich keine habe, suche ich mir Glasscherben«, sagte ich so offen wie sonst nie.

»Puh«, überlegte er, »dann tut Schwimmen im Meer aber richtig weh, oder? Das brennt doch bestimmt wie Hölle.«

»Nö, es geht. Manchmal brennt es, ja, schon. Aber das bin ich ja gewohnt.«

»Mannometer, du tust dir ja was an«, sinnierte er und steckte sich eine Zigarette an. »Willst du auch eine?«

»Nein, danke, DAS tue ich meinem Körper nicht an«, antwortete ich, und dann mussten wir beide lachen.

Es war zunächst nicht klar, ob mehr aus uns werden könnte, aber wir tauschten Nummern aus und nun, als ich zwischen Gütersloh und Freiburg pendelte, sahen wir uns regelmäßig.

Ich hatte mich auf unser erstes Wiedersehen gefreut. Ich setzte mich in Freiburg in den Zug, eine schöne Strecke am Rhein entlang. In Bonn stieg ich dann auf einen Kaffee mit Dietmar aus. Er stand schon am Gleis und nahm mich ganz fest in seine Arme. Welch wunderbares Gefühl. »Oh Mann«, sagte er zur Begrüßung. »Ich wünschte, unser Wiedersehen hätte einen schöneren Anlass. Erzähl mal.« Wir gingen in ein Café, ich berichtete von meiner Mutter und welch große Sorgen ich mir machte, aber wir plauderten und amüsierten uns auch. Es war erleichternd, in dieser angespannten Zeit auch mal lachen zu können. Dann stieg ich wieder in den Zug und fuhr weiter zu meiner Mutti. Auf dem Rückweg machte ich wieder Halt bei Dietmar, und so ging es viele Wochen lang. Diese Wochen waren geprägt von Furcht und Angst um meine Mutter, aber auch von wachsender Freude, Dietmar zu sehen. Er war so optimistisch, er tat mir gut. Er tat mir sogar sehr gut. Wir wurden immer vertrauter, und schließlich kam er ab und an mit nach Gütersloh. So lernte meine Mutter ihn noch kennen, und sie mochte ihn sehr.

Eine Hilfe war ich allerdings in Gütersloh nicht. Für niemanden. Denn ich versagte auf ganzer Linie. Ich machte mit meiner Chefin neue Arbeitszeiten aus. Zwanzig Stunden von Montag bis Donnerstag. So konnte ich fast jeden Freitag nach Gütersloh fahren, um zu helfen. Aber ich war gar nicht in der Lage dazu. Ich war zwar vor Ort, aber ich war nicht da. Ich war viel zu sehr in all meinen Süchten gefangen, völlig überfordert von dieser Situation. Ich war fast Mitte zwanzig und schaffte es nicht, meiner sterbenden Mutter beizustehen. Wieder hasste ich mich, schämte mich ganz fürchterlich. Ich war ein Nichtsnutz.

Statt bei meiner Mutter zu sein, fuhr ich ins Fitnessstudio und malträtierte meinen Körper an den Geräten. Ich schaffte es, meiner Mutter beim Waschen und Essen zu helfen und meinem Vater eine Mahlzeit zuzubereiten, aber danach tobte ich wild mit den Rasierklingen. Meine Wunden wurden immer mehr, ich schnitt immer tiefer. Ich nutzte die Unterarme, die Oberarme, die Beine, die Füße, den Bauch, einfach alles. So verzweifelt wie in diesen Tagen war ich nie zuvor vorher gewesen.

Ich saß auf dem Boden meines ehemaligen Kinderzimmers. Rasierklingen bereit. Taschentücher ebenfalls, denn es sollte ja keine Sauerei geben. Musik an, traurige, intensive Musik. Dann begab ich mich emotional in eine Welt, in die man niemanden mitnehmen kann. Ich hörte nur noch die Musik. Und ich schnitt. Ich schnitt, begutachtete und versorgte die Schnitte und schnitt dann weiter. Begutachten, versorgen, schneiden. Begutachten, versorgen, schneiden. So vergingen oft Stunden. In dieser Zeit lag meine Mutter eine Etage unter mir in ihrem Zimmer und verließ jeden Tag mehr diese Welt. Und ihre Tochter saß eine Etage über ihr auf dem Boden, und um nicht auch zu sterben, zerstörte sie hingebungsvoll ihren Körper.

Schließlich entzündeten sich die Schnitte an den Oberarmen. Ein erster Abszess zeigte sich, ein zweiter und dritter folgten. Ich ahnte, dass ich meine Mutter bald verlieren würde. Ich kam aus meinen schrecklichen Gefühlen der Unzulänglichkeit, der Unfähigkeit nicht heraus. Ich fühlte mich so schrecklich gequält. Meine Abszesse taten wahnsinnig weh, ich bekam Angst vor mir selbst. WAS würde ich noch alles tun? Was an mir würde ich noch alles zerstören? Ich war eindeutig nicht mal mehr annähernd Herrin der Lage. Meine Mutti, ich wollte sie nicht verlieren. Wäre ich doch nur nie so weit weg gezogen. Sie war immer so lieb zu mir gewesen. Und ich? So oft so garstig und dann ganz weit weg und gar nicht mehr für sie da. Und jetzt war ich verdammt noch mal nicht in der Lage, ihr so zu helfen, wie ich es mir gewünscht hätte.

Ihr in der letzten Zeit ihres Lebens und Leidens beizustehen, sie im Sterbeprozess zu begleiten. Weil ich verdammt noch mal viel zu sehr mit mir selbst beschäftigt war. Ich schämte mich, ich hasste mich, ich schnitt. Ich suchte verzweifelt nach einem Ausweg, fand aber keinen. Meine Familienmitglieder waren alle viel zu sehr mit sich selbst und ihren eigenen Sorgen und Nöten und ihrer Trauer beschäftigt.

Und dann, endlich, fiel mir mein Gynäkologe wieder ein. Ich machte einen Termin und mit ihm keimte auch wieder die Hoffnung in mir, dass es irgendwann wieder gut werden würde.

»Mädchen, die müssen wir aufschneiden«, sagte er, als er die Abszesse sah, holte das Skalpell und schnitt. Keine Spritze, keine Betäubung, einfach rein mit dem Messer. Schmerzen, die ich nie für möglich gehalten hatte, folgten. Nicht nur beim Bohren mit dem Skalpell in meinen Wunden, sondern auch etliche Tage danach. Nie wieder hatte ich solche Schmerzen wie bei den Betaisodona-Bädern in den Tagen danach. Ich weinte, so schlimm waren sie. Betaisodona ist ein Desinfektionsmittel für Wunden, das auch bei OPs benutzt wird. Es färbt die Haut kräftig rot-braun, und damit sah ich nun völlig verboten aus. Überall Schnitte, den Arm voller Farbe und jede Bewegung tat weh, weil sie irgendeinen Schnitt an irgendeiner Stelle reizte.

Bisher hatte ich den Schmerz geliebt, aber nun war er zu viel. Es war too much. Und es war wieder ein Hinweis, den ich verstand, aber erst viele Jahre später umsetzen konnte. Ein Hinweis darauf, dass es eben doch Grenzen gibt. Grenzen des Erträglichen, Grenzen, was man an Schmerzen und körperlicher Gewalt (auch wenn sie gegen sich selbst gerichtet wird) aushalten konnte; Grenzen des Lebens. Das Leben und mein Körper haben mir gesagt, nun ist es genug. Es ist gut jetzt. Hör endlich auf damit. Schluss. Ende. Simone, du MUSST jetzt aufhören. Es ist Zeit zum Aufhören. Jetzt!

Meine Mutter ließ in dieser Zeit alles mit sich geschehen. Therapie, Chemo, Medikamente und homöopathische Mittel haufenweise. Der Krankenwagen holte meine Mutter ab, die Strahlen quälten sie und zerstörten ihre Haut. Und sie erduldete alles Leiden still. Ich hasste sie dafür. Ich liebte sie. Aber ich hasste sie auch für ihre Ergebenheit. Dafür, dass sie sich niemals gewehrt hatte. Das sie verdammt noch mal immer alles ertragen hatte. Meinen Vater, den Sex, mich. Warum hatte sie nicht wenigstens einmal geschrien: »Du Arschloch, hör endlich auf mich zu quälen! Ich mache die Beine nicht mehr breit und ich koche dir nur noch dein Scheißessen, wenn du endlich mal Danke sagst.« Aber stattdessen entschied sie sich für Flucht und wurde krank. Ich war so wütend auf sie. Dass sie sich einfach mit ihrem verflixten Krebs rauszog. Dass sie uns verlässt, dass sie mich verlässt. Der Mensch, dessen Liebe ich immer ohne Einschränkungen spüren konnte, wollte nun gehen. Dieser Hass, diese Wut, meine Verzweiflung, wem hätte ich mich anvertrauen sollen? Meinem Vater? Dem Mann, der seine Tage depressiv auf dem Sofa sitzend verbrachte, statt zu helfen? Dem Mann, der mich anschrie, weil er einmal seine Suppe selber heiß machen sollte? Oder meiner Schwester, die noch viel mehr litt als ich? Die gerade dabei war, mit ihrer Mama ihre allerbeste Freundin zu verlieren? Nein, da war niemand. Und so tanzten meine besten Freunde, die Klingen.

Alle drucksten herum, obwohl allen klar war, dass meine Mutter sterben würde. Nur meiner Mutter selbst anscheinend nicht. Hätte sie sonst immer weiter die Qualen der Chemo ertragen?

Eines Tages fragte ich sie danach: »Mutti, warum machst du das?«

»Was denn, mein Schatz?«

»Die Chemo. Sie ist doch furchtbar. Und …« Während ich überlegte, wie ich es ausdrücken sollte, drehte sich mir der Magen um: »Und du weißt, dass du sterben wirst, oder?«

»Ja, das weiß ich«, sagte sie. »Aber wenn ich keine Therapie mehr machen würde, würde ich aufgeben. Und ich gebe niemals auf.«

Nach einigen Monaten zog ich vorübergehend ganz nach Gütersloh. Ich bekochte meinen Vater, immerhin das bekam ich hin. Meine Mutter hatte selten Hunger, aber wenn, war ich froh und kochte ihr Lieblingsessen in doppelter Portion. Nun war sie endlich so schlank, wie mein Vater sie immer hatte haben wollen. Jetzt hatte er endlich, was er wollte, aber zu einem Preis, den niemand für nichts auf der Welt bezahlen wollen würde.

Auch auf ihn war ich wütend. Depressiv saß er da rum und tat nichts. Gar nichts. Er saß einfach nur da. Er half nicht, er sprach nicht. Ich verachtete ihn für seine Untätigkeit. Und ich verachtete mich selbst für meine Untätigkeit. Wir beide spiegelten uns gegenseitig, und jeder lebte dem anderen die eigene Unfähigkeit vor. Die einzig wirklich Aktiven waren meine Schwester und unsere Nachbarin – die beste Freundin meiner Mutter.

Nun, da ich komplett in Gütersloh war, gab es keine Pausen und keinen Kaffee mehr bei Dietmar. Deshalb drehten wir den Spieß um, und er besuchte mich am Wochenende einfach in Gütersloh. Er erleichterte mir meine Qual, er brachte uns alle ab und an zum Lächeln und schließlich schlug er mir ein paar Tage Auszeit auf Sylt vor. Alle unterstützten mich, zu fahren, also buchten wir ein Doppelzimmer auf meiner besonderen Insel. Wir waren uns inzwischen so vertraut, dass mir die Nähe in einem gemeinsamen Zimmer keine Angst machte. Im Gegenteil, zum ersten Mal in meinem Leben war ich froh, nicht alleine zu sein.

An dem Morgen, an dem wir loswollten, bekam meine Mutter zusätzlich noch einen Schlaganfall. Der Arzt sagte, alles sei möglich. Sterben, aber auch noch etliche Wochen und Monate weiterleben. Meine Mutter wurde ins Krankenhaus gebracht, und ich fuhr nach Sylt. Am zweiten Urlaubstag bekam ich morgens um vier den Anruf. Ich hatte es gewusst. Eigentlich hatte ich es schon an dem Tag gewusst, als wir nach Sylt aufgebrochen waren. Ich hätte nicht fahren sollen. Ich hatte den einzigen Menschen im Stich gelassen, dessen Liebe zu mir bedingungslos war.

In mir war alles taub, ich fühlte nichts. »Soll ich sofort kommen?«, fragte ich nur und hörte, dass das nicht nötig sei. Sie würden alles veranlassen. Wir fuhren trotzdem am nächsten Tag zurück. Ich glaube, mein Körper hat mich in dieser Zeit beschützt. Er wusste, wenn er jetzt Gefühle zuließe, würde der Sog mich in eine Tiefe ziehen, aus der ich nicht mehr auftauchen würde.

Am Tag der Beerdigung fühlte ich ebenfalls nichts. Ich weinte keine einzige Träne. Meine Familie hatte alle Vorbereitungen alleine getätigt. Ich fühlte mich unerwünscht. Und überflüssig. Ich hatte nichts zu dieser Beerdigung beigetragen, niemanden unterstützt. Und ich war leer. Da war nichts mehr. Keine Trauer. Einfach nichts.

Candy verändert mein Leben

Das blieb viele Monate so. Ich zog zurück nach Freiburg, ich arbeitete, ich machte Sport, aber ich fühlte nichts dabei. Ich lebte. Ich trauerte nicht. Es kam mir komisch vor, aber aus dem Leid meiner Seele wurde ein normaler Alltag.

Ich verliebte mich in Dietmar. Nicht in sein Aussehen, wie es bisher bei allen Männern der Fall gewesen war, sondern in seinen Charakter. »Wieso«, fragst du dich jetzt? »Was war denn so toll an seinem Charakter?« Moment, ich erzähle dir jetzt mal ein Beispiel.

Als wir das erste Mal miteinander schliefen, erlebte ich einen Schock. Aber einen ganz anderen, als du jetzt vielleicht denkst. Denn ICH habe Dietmar zutiefst verletzt. Dietmar war der erste und einzige Mann, der nicht wollte, dass ich beim Sex leide. Der richtig verletzt war, als er mitbekam, dass es mir gar nicht gefiel. Der geschockt darüber war, was ich ihm da antat. Ich ihm? Die Männer doch alle mir, oder? Ich brauchte lange, um es zu begreifen. Dietmar meinte, wenn ich heimlich litte und dabei so täte, als würde ich den Sex genießen, würde ich ihn zum Täter machen. Ich würde ihn dazu zwingen, schlecht zu mir zu sein, mir weh zu tun. Ich würde lügen und betrügen. Ich würde ihn hintergehen.

Und er hatte Recht! Das war extrem unfair, was ich da in all den Jahren getrieben hatte. Ich hatte keinem Mann die Chance gegeben, mich zu unterstützen, sondern ich hatte alle zu Tätern gemacht. Wahrscheinlich hatten sie es alle geahnt, aber ich hatte ihnen dann doch vorgespielt, es wäre aushaltbar bis schön, mit ihnen Sex zu haben. Manche merkten die Wahrheit und stoppten, manche nicht. Aber ich hatte sie alle immer wieder angelogen oder es zumindest versucht.

Und was ich gar nicht gemacht hatte, war, für mich selbst zu sorgen, genau wie meine Mutter. Dietmar hatte es offenbart. Es war ein Schock, weil ich begriff, dass ich nicht immer das Opfer, sondern sehr wohl auch die Täterin gewesen war. Ich begriff, was ich Dietmar angetan hatte, wie sehr ich ihn verletzt hatte. Es war alles ganz anders als je zuvor. Meine Strategie für den Umgang mit jeglichem stärkeren Gefühl war immer Selbstverletzung gewesen. Egal, in welcher Form, aber immer gegen mich selbst. Jemand verletzte mich, dann gab ich kein Kontra, sondern zückte die Rasierklingen. Beim Sex litt ich, aber statt für mich einzustehen, zückte ich später dann die Rasierklingen. DAS war meine Strategie und nun hatte Dietmar aufgedeckt, wie falsch und unfair sie war.

Verstehst du nun, warum ich mich in ihn verliebt habe? Er hat mir eine andere Welt gezeigt. Ein Miteinander, wie ich es vorher nicht gekannt hatte. Er tat mir unglaublich gut. Er war bodenständig – und eben Rheinländer. Tja, was soll ich sagen. Wir zogen zusammen nach Köln, und ich startete im Botanischen Garten eine Ausbildung zur Gärtnerin. Keine Berührungen mehr. Keine Patienten mehr. Welche Entspannung, was für ein Genuss. Ein Jahr lang liebte ich dort die Pracht der Pflanzen. Und Dietmar und ich liebten uns auch und heirateten. Es war eine schöne Hochzeit, unsere Familien und all unsere Freunde waren an unserer Seite, nur meine Mutti nicht.

Meine Ausbilderin wollte mir die Flitterwochen madig machen, da kündigte ich und flog mit Dietmar nach Amerika. Drei traumhafte Wochen. Wieder zurück, fand ich schnell einen Job in einer Physiopraxis. Und da keimte auf einmal ein Gedanke in mir. Und er wurde immer größer und immer präsenter. Dietmar und ich sprachen drüber, immer wieder. Und malten es uns aus.

»Schahatz«, hatte ich Dietmar eines Tages gefragt, »weißt du, was schön wäre?«

»Was denn?«

»Ein Hund.« Ich war gespannt auf seine Reaktion.

»Oh ja, da hast du recht. Ein Hund wäre cool. Aber dann kannst du nicht mehr arbeiten gehen«, antwortete er gelassen wie immer, die Möglichkeit tatsächlich in Betracht ziehend.

»Kein Ding, ich verzichte für einen Hund gerne aufs Arbeiten«, schmunzelte ich.

Wenn wir spazieren gingen, stellten wir uns vor, unser Hund wäre schon bei uns. »Hach, wie schön wäre das jetzt, wenn wir schon einen Hund bei uns hätten«, seufzte Dietmar.

»Oh ja, und er wäre groß und schwarz, wie ein Wolf«, antwortete ich verträumt.

»Lass uns doch mal ernsthaft gucken, was für eine Rasse für uns infrage käme und wie wir ein Leben mit Hund organisieren könnten«, sagte Dietmar dann irgendwann.

In dieser Zeit, als ich darüber nachdachte, einen Hund zu mir zu holen, erinnerte ich mich an meine Erfahrungen in Frankreich zurück. Als Erstes fiel mir Krümel ein, der tolle Dackelmischling. Ich hatte alle drei Hunde, die auf dem Hof gelebt hatten, gemocht, aber Krümel, der Kleinste von den Dreien, war mir ganz besonders ans Herz gewachsen und daher bald bei mir eingezogen. Von da an hatte ich einen Freund gehabt. Krümel war es egal gewesen, ob ich zerschnittene Arme hatte, gut aussah oder hässlich war, bestens gelaunt oder depressiv. Hauptsache, er konnte bei mir sein. Er folgte mir überallhin, und ich war der glücklichste Mensch der Welt, denn nun gab es jemanden, der mich so liebte, wie ich war. Der einfach bei mir sein wollte, ohne dass ich etwas oder irgendwie sein musste. Er hatte keine Erwartungen an mich. Ich musste nichts leisten für Krümel, das war der Himmel auf Erden. Zum ersten Mal im Leben war ich nicht mehr einsam. Ich konnte jemanden berühren, ohne dass daraus Erwartungen entstanden. Ich konnte jemanden spüren und genießen, einfach so. »Mensch, der mag dich aber wirklich«, stellte der Hausherr damals schnell fest. Ich war stolz. Denn damit stand fest, dass ich doch ein bisschen liebenswert war. Und das tagtäglich gezeigt zu bekommen, tat mir unendlich gut.

Krümel hatte mich mitten ins Herz getroffen, daran erinnerte ich mich jetzt wieder, als ich darüber nachdachte, mir einen Hund zuzulegen. Und dann kam Candy in unser Leben, in mein Leben. Sie war ein Hovawart und sah genauso aus wie der Hund meiner Träume: schwarz und schön. Was es allerdings bedeutet, einen Hovawart aufzuziehen, war uns nicht annähernd klar. Die Optik war das Wichtigste für uns bei der Suche nach einem passenden Hund gewesen. Wir hatten keine Ahnung, dass andere Kriterien viel wichtiger sein könnten. Und so hatten wir die Wahl zwischen einem Flat Coated Retriever und einem Hovawart. Beide groß und schwarz, aber charakterlich Welten voneinander entfernt.

Ein Flat Coated Retriever ist ein Apportierhund, eine sensible, freundliche und grundsätzlich sehr sozialverträgliche Rasse. Es gibt sie in Schokobraun und in Schwarz. Ein Hovawart ist ein Haus- und Hofhund, ein Hofwächter. Und wie dieser Name schon vermuten lässt, bewacht er Haus und Hof. Ein Hovawart ist also eher nicht so freundlich und verträglich, denn er soll ja die Hühnerdiebe nicht nett hereinbitten, sondern vertreiben. Es gibt sie in Blond, in Schwarzbraun und in Schwarz. Es wäre sinnvoll gewesen, sich ganz genau mit den rassetypischen Charakteren zu beschäftigen. Wir dachten auch, das hätten wir getan. Natürlich hatten wir Bücher zum Thema gelesen, aber so richtig war uns der Unterschied nicht klargeworden.

»Was meinst du?«, fragte Dietmar mich, als wir beide Züchter besucht hatten.

»Och, ich fand beide schön. Aber der Flat hatte so einen eckigen Kopf«, überlegte ich.

»Ja, fand ich auch«, bestätigte Dietmar. »Außerdem ist so ein Hovawart ein echter Hund. So richtig groß und stattlich. Hat mir verdammt gut gefallen.«

So war die Entscheidung gefallen, es sollte ein Hovawart sein. Wir hatten tatsächlich nur nach dem Aussehen entschieden. DAS sollte mir zum Verhängnis, aber auch zu meinem größten Glück werden.

Dietmar und ich waren top vorbereitet – zumindest dachten wir das. Ich hatte mir sogar schon eine Hundestunde bei

Martin Rütter angesehen, er war damals bereits in unserem Umkreis ein angesagter Hundetrainer. Marketing sah früher so aus, dass man Zettel an Bäume heftete und unten einschnitt, damit sich jeder Interessent einen Schnipsel mit der Telefonnummer mit nach Hause nehmen konnte. Das hatte ich getan, bei Martin angerufen und einen Zuschautermin vereinbart. Ich wollte alles richtig machen und mir den Trainer aussuchen, dessen Arbeit mir auch wirklich gefiel.

In Gedanken muss ich heute noch jedes Mal lachen, wenn ich an diese Stunde zurückdenke, denn sie ist so passend gewesen. Zum einen, weil sie Martins Talente schon damals gezeigt hat, und zum anderen, weil ich erst mal nichts verstanden habe. Martin redete und redete, und ich fragte mich, wann denn endlich mal aktiv trainiert werden würde. Hundetraining hatte ich mir ganz anders vorgestellt. Und WAS Martin da so alles erzählte, war mir völlig fremd. Er redete von Rangordnungsstrukturen, er beschrieb die Körpersprache des Hundes und faselte etwas über Lerntheorien. Er beschrieb die Art, wie Hunde denken, und da ich genau davon noch so gar keine Ahnung hatte, verstand ich nicht wirklich, was er da sagte.

Meine Vorstellung von Hund und Hundetraining war eine ganz andere. Ich dachte, man übte Sitz, Platz, bleib, den Rückruf und die Leinenführigkeit, und dann wäre der Hund erzogen und glücklich, bei einem zu sein. Mir war null Komma null klar, dass es im Zusammenleben mit einem Hund und im Leben von Hunden noch so viele, viele Themen mehr gibt. Martin aber war nur am Reden, Übungen machte er kaum. Das kam mir komisch vor. Es gefiel mir auch eigentlich gar nicht, trotzdem habe ich Martin gebucht. Heute bin ich so wahnsinnig froh darüber! Das muss irgendwo im Universum besprochen worden sein. Wieso sonst sollte ich etwas kaufen, das mir gar nicht gefällt? Martin erwies sich als Segen. Denn das Leben mit Candy war alles andere als der Hundetraum, den ich mir so vorgestellt hatte. Candy war ein schwieriger Hund, und ich wieder einmal richtig verzweifelt. Wieder einmal wurde mir bewiesen, dass ich nichts auf die Reihe kriegte, ich verachtete mich dafür, dass ich den Hund nicht klarkriegte. Auch die Menschen um mich herum hatten Hunde, die nicht kamen, wenn sie gerufen wurden oder einfach Menschen anblökten oder andere Flausen im Kopf hatten, aber ich wollte einen perfekten Hund. Eine perfekte Beziehung. Ich wollte ein Verstehen ohne Worte.

Martin war so engagiert, dass ich es kaum glauben konnte. Ich hatte mit Candy Einzelstunden bei ihm, zusätzlich begleitete er mich zu einer Welpengruppe in der Nähe von Aachen. Er war geduldig und motivierend, und ich fühlte mich von der ersten Sekunde an mit ihm verbunden. Wir quatschten auf der Fahrt zur Welpengruppe wie zwei dicke Freunde, die sich schon ewig kennen. Ich fühlte mich verstanden, ich verstand ihn, ich lauschte ihm gebannt und fühlte mich einfach nur wohl.

Martin zeigte mir, dass es normal ist, wenn etwas nicht sofort klappt. Kein Mensch lernt von heute auf morgen etwas Neues, und bei Hunden ist das genauso. Ein Hund ist ein Lebewesen und hat genau wie wir seine individuelle Persönlichkeit, gute und schlechte Tage sowie Talente und Vorlieben. Für einen gesunden, »normalen« Menschen ist es also nichts Weltbewegendes, wenn es mal an einem Tag nicht so gut klappt. Bei einer Borderlinerin wie mir war das aber zu diesem Zeitpunkt noch etwas ganz anderes. Eine misslungene Übung, ein kleines Versehen konnte bei mir ein infernales Drama auslösen.

Ich hatte noch niemals vorher Verantwortung für ein anderes Lebewesen gehabt. Klar, ich hatte schon mal mit den Kindern meiner Schwester gespielt und auf sie aufgepasst, aber das war ja kein Vergleich dazu. Candy war rund um die Uhr bei mir, ich hatte sie in mein Leben geholt, und sie sprach noch nicht einmal meine Sprache. Ohne es zu ahnen, hatte ich mir eine Riesenherausforderung aufgehalst, die mir am Ende guttun würde. Nur sah ich das am Anfang nicht, ich war auch meist eher überfordert. Beim ersten Kind geht es vielen Eltern bestimmt ähnlich, aber gesunde Menschen können das gut wegstecken. Diesen gesunden Rahmen zu bekommen, das durfte ich durch Candy nun Stück für Stück lernen. Ich durfte, und ich wollte auch unbedingt. Ich wollte sie niemals im Stich lassen, ich wollte sie verstehen, ich wollte für sie da sein und alles richtig machen. Ich war außerdem mega interessiert daran, sie wirklich kennen und lesen zu lernen. Ich wollte die Spezies Hund durch und durch verstehen. Candy entfachte meine Leidenschaft für Hunde.

Mit so einem Hovawart mitten in Köln zu Leben, das war auch eine ganz schöne Nummer. Es gab viele andere Hunde, Autos, Fahrräder und etliche weitere Ablenkungen. Es gab die Stadt, Züge und Bahnhöfe, es war laut und wuselig. Das alles wollte gemeistert werden. Es gab unendlich viele Futtersorten, es gab unendlich viel Equipment für Hunde, es gab den Tierarzt und die Nachbarn und auch ansonsten ganz viele andere Menschen – kurz gesagt, eine Fülle an Aufgaben und Herausforderungen. Und das alles geballt, sowohl für mich als auch für Candy.

Morgens ging ich mit ihr in den Kölner Stadtwald, nachmittags in die Stadt, um sie an unsere Welt zu gewöhnen. Abends gingen wir oft noch mal mit Dietmar raus in den Stadtwald oder zu unserem Lieblingsitaliener, der Hunde herzlich willkommen hieß. Obwohl ich zu dieser Zeit nicht arbeitete, hatte mein Leben Struktur, was mir sehr guttat. Ich freundete mich mit anderen Hundebesitzern an, und wir unternahmen gemeinsame Spaziergänge. Ich war Mitglied einer Hundegruppe, die jede Woche bei Martin trainierte, und das machte riesigen Spaß. Als Candy aus dem Gröbsten raus war, konnten wir mit ihr wandern gehen, was ich sehr genoss.

Es dauerte seine Zeit, aber langsam veränderten sich meine Gedanken. Candy war die beste Therapeutin meines Lebens, ohne es zu wollen oder zu wissen. Ich hatte endlich einen Grund gefunden, der wichtig genug war, gesund zu werden. Ich selbst hatte mir als Grund nicht ausgereicht, aber für mein »Tölchen«, wie wir Candy oft liebevoll nannten, wollte ich stark und sicher sein. Ich wollte nicht mehr schwach und krank sein. Ich wollte es mit jeder Faser in mir hinkriegen, das Leben mit meinem wunderbaren Hund. So drehten sich meine Gedanken immer mehr um Lösungen und immer weniger um Dramen und Rasierklingen. Was für eine wunderbare Veränderung! Meine Leidenschaft war geweckt, mein Lebenswille wurde stärker und stärker, ich liebte das Leben mit Candy, ich liebte es, bei ihr zu sein. Ich war nicht mehr allein. Ich war nicht mehr einsam. Ich hatte Verantwortung und weder Zeit zum Schneiden noch Lust, denn ich hatte gewichtige Gründe, die dagegen sprachen.

Aber das war nicht das Einzige, was mein Leben von Grund auf veränderte. Dank Candy sollte ich auch noch einen neuen Beruf bekommen. Was das Hundethema betraf, war ich total wissbegierig. Ich saugte alles auf, was ich über Hundeerziehung erfahren konnte. Bald war ich mit Martin befreundet und bei vielen Hundestunden, die er gab, dabei. Ich befragte ihn zu jeder Zeit, und er antwortete geduldig zu jeder Zeit.

Innerhalb weniger Monate hatte ich mir ein beträchtliches Wissen angeeignet. Und Martin trieb mich zur ersten eigenen Hundestunde. Ich weiß es noch genau. Wir saßen vorne in meinem Auto, seine Hündin Mina und Candy hinten drin. »Sag mal, willst du die Hundestunde nicht mal geben?«, fragte er mich, und ich kippte fast vornüber.

»Ich? Ich hab doch gar keine Ahnung von Hunden.«

Aber das stimmte nicht, das redete er mir schnell aus. Außerdem meinte er: »Du weißt immer etwas mehr als deine Kunden. Du bist ihnen immer einen Schritt voraus. Und wenn es nur einer ist. Aber diesen bist du ihnen voraus.«

Ich war gebauchpinselt, ich war neugierig gemacht, ich wollte aus meiner Komfortzone raus. Also absolvierte ich meine erste Hundestunde. Der erste Schritt zu meinem neuen Leben war gemacht. Während ich Blut und Wasser schwitzte, fuhr Martin indes mit meinem Auto in die Waschstraße, und exakt eine Stunde später bekam ich mein Auto blitzeblank zurück und war nun hochoffiziell Hundetrainerin. Die Stunde war gefühlt grottenschlecht. Ich betete Sekunde um Sekunde, die Zeit möge schneller vergehen. Aber ich überlebte diese Feuertaufe, und die Kunden kamen sogar wieder.

Nun war mein Ehrgeiz angestachelt. Ich musste nicht lange überlegen, ob ich mich weiter in diesem Bereich engagieren sollte: Ich war draußen und ich war mit Hunden zusammen. Beides war wunderbar. Ich wollte mehr davon, besser werden und vielleicht eines Tages auch so eine richtige Hundetrainerin werden, so wie Martin. Ich erweiterte mein Wissen Stück für Stück, bei Martin, aber auch bei anderen Hundetrainern, deren Seminare ich alleine oder gemeinsam mit Martin besuchte.

Über die Monate und Jahre verstand ich diese wunderbaren Fellnasen immer besser, gab weitere Hundestunden und ging in diesem Job wirklich auf. Aber eine Sache bekam ich nicht in den Griff. Meinen eigenen Hund. Der Hovawart kam immer wieder durch. Candy verbellte andere Menschen oder Hunde, wenn diese sich uns näherten. Wenn ich nicht schnell genug war, verjagte sie diese auch, und ich versank vor Scham im Boden. Ich übte viel mit ihr, aber den richtigen Dreh fanden weder Martin noch ich. Egal, meiner Liebe zu Candy tat das keinen Abbruch.

Dann zogen Dietmar und ich raus in die Eifel. Wir hatten unser Traumhaus gefunden. Ein urgemütliches Haus, komplett aus Holz. Rundherum war es herrlich grün, der Wald direkt vor der Tür, es war einfach wunderbar. Einen Tag in der Woche gab ich Hundestunden und hatte Candy stets dabei. In vielen Stunden war sie vorbildlich, erst wenn ihre Konzentration abends nachließ, wurde sie grantig und verscheuchte wieder fremde Hunde oder Menschen, die in ihren Augen unerlaubterweise auf uns zukamen. Die Anzahl an Kunden nahm immer weiter zu, und so wurden aus einem Tag Hundetraining zwei Tage. Das allerdings war viel Fahrerei.

»Schlaf doch einfach bei mir«, schlug Martin mir vor.

»Echt jetzt? Cool«, freute ich mich über Martins Idee. »Ich frage Dietmar mal, ob das für ihn okay ist«, wandte ich ein. Mir war klar, entspannt wie Dietmar war, würde das kein Problem für ihn sein, und so war es auch. Nun fuhr ich also einen Tag in der Woche nach Köln, gab dort Hundestunden, übernachtete bei Martin, gab am nächsten Tag wieder Hundestunden und fuhr dann abends nach Hause. Die Abende mit Martin waren urgemütlich. Wir bestellten uns was zu essen, chillten auf der Terrasse, quatschten viel, und es war alles so selbstverständlich, als würden wir uns schon ewig kennen.

Ich hatte eins der schönsten Leben, das man sich vorstellen konnte, fand ich. Natürlich dauerte es ein paar Jahre, aber meine Borderline-Krankheit hatte mich immer weniger im Griff. Es war einfach so gekommen, ohne dass ich groß danach gesucht hätte. Candy hat mir den Weg gezeigt. Ich hatte einen neuen Fokus – und das war nicht mehr ich und meine Befindlichkeit. Das tat unendlich gut. Ich war tagtäglich so gefordert, dass ich überhaupt nicht mehr ans Schneiden dachte. Außerdem hatte ich Erfolg in dem, was ich tat (zumindest bei anderen Hunden), und, ähnlich wie damals während meiner Ausbildung zur Physiotherapeutin, gab mir das einen Riesenschub. Ich war umgeben von wohlwollenden, mich liebenden Menschen und Hunden, und zum ersten Mal in meinem Leben spürte ich es auch: Ich war liebenswert! Ich konnte DOCH etwas! Ich hatte es verdient, glücklich zu sein und ein schönes Leben zu führen!

So konnte ich auch verwinden, was mich noch ein paar Jahre zuvor in eine tiefe Depression gestürzt hätte: Dietmar und ich trennten uns nach einigen Jahren – in aller Freundschaft. Trotz aller Fortschritte war das Leben mit mir anstrengend. Ich hatte nach wie vor Gefühlsschwankungen, fühlte mich schnell bedrängt, brauchte viel Zeit für mich. Ein falscher Satz von Dietmar konnte bei mir für schlaflose Nächte sorgen. »Du schaust wieder wie ein verwundetes Reh«, sagte er oft zu mir. Ich war so sensibel und schnell verletzt, dass er sich kaum traute, spontan etwas zu sagen. Leichtigkeit gab es für mich noch nicht, so weit war ich noch nicht. Man musste in meiner Gegenwart aufpassen, was man sagte und tat, um mich nicht ungewollt zu verletzen und sich dann schuldig fühlen zu müssen, dass ich mich wiederum selbst verletzte oder alleine sein musste.

Irgendwann wollte Dietmar mit mir reden. »Simone, das Leben mit dir ist wahnsinnig anstrengend«, sagte er betrübt, und ich sah ihm an, wie schwer ihm seine Worte fielen. »Alles mit dir ist anstrengend. Alles ist mit Problemen besetzt. Nichts ist einfach nur mal locker.« Er hatte recht. Ich hatte bei allem Probleme. Ich zweifelte immer an mir, egal, was wir taten. Unsere gemeinsame Zeit war nicht entspannt. Ich sah immer Fehler an mir, echte oder eingebildete oder eventuell mögliche. Ich hinterfragte mich den ganzen Tag lang, egal was wir unternahmen, meine Zweifel waren immer da. Und körperlich war Nähe eine Katastrophe für mich.

Wir ließen uns Zeit, wir diskutierten, wir sprachen uns aus. Aber es ging einfach nicht mehr. Wir beide waren nicht glücklich in dieser Beziehung, deshalb trennten wir uns. Wir hatten uns in den letzten Monaten unserer Ehe oft gestritten, aber mit dem Moment der Trennung kehrte Ruhe ein. Keiner wollte den anderen mehr von seinem Recht oder seiner Meinung überzeugen. Wir konnten uns ab der ersten Sekunde unserer Trennung so lassen, wie wir sind. Sofort kam diese

Entspannung über uns. Wir wurden Freunde. Es gab kein einziges böses Wort. Wir stritten weder darüber, wer das Sofa bekommt und wer den Tisch, noch stritten wir beim Verkauf unseres Hauses, noch wer Candy mitnehmen darf. Alles verlief einfach nur harmonisch, und darauf bin ich heute noch stolz. Dietmar zahlte mir viel mehr Unterhalt als nötig und immer, wenn ich für Candy etwas brauchte, war er da. Immer. Auch Jahre später noch.

Ich steige aus

Viele Jahre meines Lebens fühlte ich mich gequält. So viele Tage waren ein Kampf, und ich hatte immer das Gefühl, dass das niemals enden würde. Dass es keine Hoffnung auf Verbesserung gäbe. In den folgenden Monaten und Jahren aber spürte ich, dass Veränderungen eben doch möglich waren. Ich wurde emotional stabiler. Die Extreme wurden milder. Ein ganz neues Lebensgefühl war im Entstehen, worauf ich nie zu hoffen gewagt hätte.

Doch eines Abends attackierte Candy einen Mann aus unserem Dorf. Er kam zu plötzlich und zu schnell auf uns zu und daher wollte meine Hündin ihn wohl vertreiben, wie es ein guter Hovawart eben pflichtbewusst tut. Sie knurrte so grauslich, wie ich es zuvor noch nie gehört hatte, sprang mehrfach an ihm hoch und riss mit ihren Zähnen an seiner Jacke herum. Sie verletzte ihn nicht, aber es war trotzdem heftig. Ich war entsetzt. Ich hatte sie nicht rechtzeitig stoppen können. So schnell ich konnte, zog ich sie zurück, und sie beruhigte sich. Der Nachbar nahm das gar nicht so ernst, aber für mich war es das Schlimmste überhaupt. Dass sie einfach tat, was SIE meinte. Ich war machtlos. Ich war gerade in den Anfängen meines Lebens als Hundetrainerin, aber meinen eigenen Hund, den hatte ich nicht im Griff. Ich schämte mich, ich entschuldigte mich, ich hasste mich für meine Unzulänglichkeit. Ich war es nicht wert, Hundetrainerin zu sein, ich war eine Pfuscherin.

Da war sie wieder, die Reaktion eines Borderliners. Während der Nachbar belustigt abwinkte, brach in mir eine Welt zusammen. Und es folgte eine der schlimmsten Nächte, die ich je erlebt habe. Ich war aufgewühlt, verzweifelt, erschrocken, geschockt, panisch. Mein Hund war unberechenbar. Das ging gar nicht. Meine heißgeliebte Candy war gefährlich. Das war mir nun klar geworden. Eine bittere Wahrheit, die ich nicht ertrug.

Die Nacht war mehr als elendig. Aber auch entscheidend. Ich war völlig verzweifelt. Ich holte die Rasierklingen wieder heraus. So lange schon hatte ich sie nicht mehr gebraucht. Aber in der größten Not waren sie einfach meine besten Freunde. Dietmar wohnte nach unserer Trennung schon in Düsseldorf, bot mir aber an, zu kommen. Martin bot mir das ebenfalls an. Meine beiden besten Freunde wären ohne zu zögern für mich da gewesen. Aber das wollte ich nicht. Ich wollte so zerschnitten nicht gesehen werden, niemand sollte meine Tränen mitbekommen, und wert war ich es sowieso nicht, dass jemand den weiten Weg auf sich nahm, nur um dieser Pfuscherin beizustehen. Der Grund, ihr Kommen abzulehnen, war kein guter, aber die Tatsache, alleine zu sein, war dagegen sogar sehr gut. Denn in dieser Nacht wurde mir meine Veränderung klar.

Am Anfang verfluchte ich mich selbst. Da waren nur destruktive Gefühle und noch destruktivere Gedanken. »Ich hasse mich wie die Pest«, wiederholte ich wieder und wieder. »Ich kann einfach nichts. Gar nichts. Ich bin einfach zu blöd. Ich bin es nicht wert, Hundetrainerin zu sein. Ich bin es nicht mal wert, zu leben. Ich bin einfach zu doof für alles. Nicht mal meinen eigenen Hund kriege ich hin. Und so was schimpft sich Hundetrainerin! Ich hasse mich. Und ich hasse dieses Leben. Dieses Leben ist nichts für Loser wie mich. Ich sollte es beenden.« So ging es Stunde um Stunde in meinem Kopf, während Candy längst friedlich auf ihrer Decke schlief.

Dann aber kamen neue Gedanken und mit ihnen neue Gefühle ins Spiel: »Wenn ich aus diesem Leben trete, dann ist Candy ganz alleine. Ich wollte immer für sie da sein, die Verantwortung tragen«, sagten die neuen Gedanken. Mein Verantwortungsbewusstsein setzte noch einen drauf: »Wenn du dich jetzt einfach aus der Verantwortung rausstiehlst, machst du dir es verdammt einfach«, ärgerte es mich und setzte verächtlich »Feigling« hinzu. Wo vorher nur Gefühle gewesen waren und davon viel zu viele und alle destruktiv, da erschienen jetzt immer mehr Gedanken und die wurden zunehmend sinnvoller. Ich dachte nach, schnitt, dachte wieder nach, weinte, dachte wieder nach.

»Muss ich Candy abgeben?«, fragte ich mich. »Wenn ich weiterlebe, muss ich sie dann hergeben, weil ich zu doof bin? Bin ich einfach nicht geeignet, weder als Hundebesitzerin noch als Hundetrainerin?« Ich machte mir Vorwürfe, machte mich nieder. Aber ich ordnete meine Gedanken auch. Ich wollte Candy nicht abgeben. Und ich wollte leben. Ich wollte dieses Leben, diese Welt gar nicht mehr verlassen. Sondern ich wollte hier auf Erden meinen Hund erleben, ihn bis zur letzten Sekunde begleiten. Ich wollte noch viele wunderschöne Erlebnisse mit ihr genießen. Darum ging es doch im Leben. War nicht gerade das das Leben? »Wenn das Leben nur aus schönen Gefühlen bestehen würde, wäre das auf Dauer nicht langweilig?«, sinnierte ich vor mich hin. »Das würde aber bedeuten, dass schlimme Gefühle gar nicht so schlimm sind. Doch, sie sind schlimm, aber sie vergehen.«

Für mich war das Leben immer schwarz oder weiß gewesen. Entweder meine Gefühle waren schwarz wie die Nacht, hoffnungslos und unerträglich, oder weiß wie die Wolken, dann war ich so glücklich, dass auch diese Intensität kaum auszuhalten war. Was aber, wenn das okay wäre? Was, wenn Gefühle da sein dürften? Kommen und gehen würden? Und das taten sie ja. Hatten sie immer getan. Wenn ich mich recht erinnerte, war es nie nur schlimm gewesen. Ja, gestand ich mir selbst ein, sie waren lange Zeit nur schlimm gewesen. Und ja, ich hatte immer geglaubt, dass sich das niemals ändern würde. Dass ich dazu verdammt wäre, im ewigen Schmerz zu leben. Aber in letzter Zeit? Da waren doch auch Grau-, und Grüntöne gewesen. Und sogar Blau und Orange. Es war bunt gewesen in meinem Leben.

Diese Nacht war ein Wendepunkt. In dieser Nacht entschied ich mich, aus dem Borderline-Leben auszusteigen. Natürlich sagte ich mir nicht bewusst: »So, ich verabschiede mich hiermit von meinen Problemen und Baustellen und sage meiner Diagnose Tschüss für immer« – und ab dann war alles weg und gut. Diese Entscheidung, das alte Leben hinter mir zu lassen, war mir gar nicht so bewusst. Aber was bewusst war, war, dass ich etwas verändern WOLLTE. Neue Wege suchen. Lösungen finden. Es setzte bereits die Dämmerung ein, als ich die Rasierklingen wegwarf und den Computer einschaltete. Statt zu schneiden, las ich alle Texte, die ich über dieses Hundeproblem finden konnte, schaute Filme dazu an und fand Hundetrainer, die auf genau dieses Thema spezialisiert waren.

Ich kniete mich in dieses Thema rein. So richtig. Ich konnte den Hundemenschen schon vieles beibringen. Nein, ich war keine unfähige Hundetrainerin. Ich war lediglich noch nicht gut genug. Da war noch Luft nach oben. Und nein! Ich würde Candy nicht abgeben. Niemals. Sondern ich würde sie noch besser verstehen lernen, ich würde noch intensiver mit ihr trainieren. Ich würde mich fortbilden, fortbilden, fortbilden.

Und das tat ich dann auch. Ich fuhr durch die Lande und besuchte jedes Seminar, das ich ausfindig machen konnte. Günther Bloch, Jan Nijboer, Udo Gansloser, Dorit Feddersen-Petersen, Michael Grewe und etliche mehr. Ich hörte mir die verschiedensten Ideen und Gedanken über Hunde an. Wissenschaftlich, praktisch und manchmal auch völlig abartig und nicht akzeptabel. Wen ich am allermeisten besuchte, das war Jan. Jan Nijboer, ein holländischer Hundetrainer, der ganz neue Gedanken und Ideen in die Hundewelt brachte. Ich nahm an vielen seiner Seminare teil und buchte unzählige Einzelstunden. Nach den Einzelstunden durfte ich bleiben und seinen weiteren Hundestunden lauschen. Jan zeigte mir ganz andere, neue Varianten des Leinenführigkeitstrainings. Er erklärte mir minutiös alles über Hausstrukturen. Ich erkannte, dass ein Hund nicht wie ein Pförtner an die Haustür gehört, sondern dass ich als Mensch die Führung innehaben sollte und wie wichtig die Liegeplätze der Hunde sind. Das und noch viel mehr erfuhr ich und erweiterte meinen Horizont so Stück für Stück immer mehr. Es war fantastisch.

Martin hat mich zu vielen Seminaren begleitet. Wir haben diskutiert, gefachsimpelt und uns manchmal auch köstlich amüsiert über die wildesten Theorien verschiedener Trainer. Das war eine tolle Zeit. Spannend. Aber es sollte noch viel spannender werden.

Mein kunterbuntes neues Hundetrainerleben

Das Leben ist manchmal verrückt. Es gibt ja diesen Spruch: »Wenn eine Tür sich schließt, öffnet sich eine andere.« Schwachsinn, hatte ich immer gedacht. Weil sich mir ja keine Türen öffneten. Doch nun war es so weit: Bei mir öffnete sich eine Riesentür.

Ich hatte mit Martin immer rumgeflachst, was wir gemeinsam auf die Beine stellen könnten. Einmal hatten wir gemeinsam eine Cabrio-Tour unternommen, wo wir uns alles schon ausgemalt hatten, was wir beruflich gemeinsam auf die Beine stellen würden – und wir hatten mit Ideen und Fantasien nicht gegeizt. Martin hatte damals gerade ein Buch des Coaches Bodo Schäfer gelesen und berichtete mir begeistert davon. »Simone, alles ist möglich«, sagte er mit glänzenden Augen. »Stell dir mal vor, wir zwei hätten einen großen Hof. Eine Hundeschule, eine Hundepension und eine Schule für Menschen, die auch Hundetrainer werden wollen«, rief er aus.

Ich lächelte und fühlte mich an die Bücher von Dale Carnegie erinnert. Sie hatten mir ja früher schon einmal Hoffnung gegeben, eine ganz eigene Art von Freude in einem verpfuschten Leben. Diese Freude empfand ich nun wieder, aber in viel stärkerem Ausmaß. Diesmal war es nicht nur ein kurzer Moment, in dem ich meine Depressionen vergaß, sondern es war echte Freude in mir, ich konnte sie tief in mir spüren. »Boah, das wäre der Hammer!«, antwortete ich begeistert. »Wir könnten Kurse und Seminare anbieten, in einem schicken Seminarraum.« So fantasierten wir uns mit wehenden Haaren durch den Sommertag.

Eines Tages rief Martin mich dann an: »Simone, ich hab einen Hof gefunden.« Ich fiel aus allen Wolken. Wie denn, wo denn, was denn? Unglaublich. Einfach unglaublich. Aber so war es. Hof angeguckt, für perfekt befunden, Mietvertrag unterschrieben.

So zog also auch ich aus unserem schnuckeligen Holzhäuschen aus und in den Drieschhof ein. Martin hatte nicht nur genau das gefunden, was wir uns immer vorgestellt hatten, sondern es gab noch einen Bonus obendrauf, denn es war sogar noch eine große Wohnung dabei, in der wir uns eine WG einrichteten, Martin, seine Freundin und ich. Platz in Hülle und Fülle, zum Wohnen, für die Hundeschule sowie die Hundepension.

Eine neue Welt begann. Es war von Anfang an bunt, kunterbunt. Und eins war es nie. Nicht eine Sekunde lang. Und zwar langweilig. Die Wiesen einzäunen, die Hundepension bauen, Hundestunden geben, die große Wohnung sauber halten. Außerdem viele lustige, leckere und lockere Grillabende im Innenhof und gute Gespräche. Martin mit Fleisch, ich mit meinem Gemüse, womit er mich gerne aufzog. Ja, ich konnte sogar wieder Scherze über meine Ernährungsgewohnheiten ertragen, und nicht nur das, ich scherzte sogar mit.

Wir lernten beide in rasender Geschwindigkeit unglaublich viel über Hunde. Ganz besonders durch unsere Hundepension.

Ich erinnere mich noch ganz genau an unsere ersten vierbeinigen Gäste. Wir hatten die Hundepension liebevoll gestaltet. Sechs großzügige Räume, die Türen aus hübschem Kiefernholz, ein nettes und praktisches Regal dazwischen für Futter und Co. Es war alles bereit. Wir erlebten einen aufregenden Tag, unsere Pension war von Beginn an ausgebucht. Alles super, abends gingen wir erschöpft schlafen.

Am nächsten Morgen der große Schock: Zwei Hunde kamen uns bereits im Flur der Pension entgegen, das Futter lag verstreut am Boden.

»Oh mein Gott, was ist denn hier passiert?«, riefen Martin und ich gleichzeitig.

»Ach du Scheiße, sieh dir das mal an.« Martin hatte etwas schneller als ich begriffen, was hier los war. Palmino und Alex, die beiden Rüden einer Kundin, hatten sich in der Nacht durch die hübschen Kieferntürchen gearbeitet. Das hatte sich gelohnt. Sie waren satt, müde und zufrieden.

Wir versorgten alle Hunde, und dann war guter Rat teuer. Die Türen waren ja nun kaputt, und uns war klar, dass wir wohl ein ganz kleines bisschen naiv gewesen waren. Während die Türen repariert wurden, schliefen die Rüden bei uns mit im Zimmer. Palmino bei Martin, Alex bei mir. Auch später war es öfter mal notwendig, dass ein Hund bei Candy und mir schlafen musste. Ironischerweise hat Candy das immer und ausnahmslos akzeptiert.

Wir ersetzten das Kiefernholz durch Eisen, und auch insgesamt wurde unsere Pension immer professioneller. Ich merkte aber bald, dass DAS nichts für mich war. Mit Martin zusammen auf der Wiese fühlte ich mich wohl, aber hatte ich alleine Dienst, war meine Angst vor Streitigkeiten zwischen den Hunden so groß, dass ich nur die verträglichsten gemeinsam auf die Wiese ließ und mit allen anderen einzeln ging. Da ich aber wollte, dass es allen gut ginge, war ich quasi den ganzen Tag mit irgendwelchen Pensionshunden draußen, kam ansonsten zu nichts und verdiente viel zu wenig, um zu überleben. So übernahm Martin die Pension ganz, und ich konnte wieder Hundestunden geben und etwas mehr Geld verdienen.

Ziemlich schnell lief es prächtig. Wir hatten einen Nerv getroffen, die Kunden – Hunde wie Menschen – fühlten sich bei uns wohl.

Als schließlich die Moderatorin Bettina Böttinger mit Dackel Nicki zu Martin ins Training kam, entstand die Idee für eine Serie. Eine Hunde-TV-Serie, wie cool war das denn! Ich erinnere mich noch gut an all die Stunden mit dem Filmteam. Wir drehten auf dem Hof, in den Feldern ringsherum und sogar in Spanien. Die allererste Folge erschien, und es dauerte knappe 20 Minuten, da bekamen wir den ersten Anruf. Viele weitere folgten. Hilferufe von Menschen aus ganz Deutschland. Mein Arbeitskalender war die nächsten Monate restlos überfüllt. Jeden Tag Hundestunden von morgens bis abends. Wer soll da noch schneiden oder sich seinen Depressionen widmen oder gar das Essen verweigern? Das Gegenteil war der Fall. Hungrig wie die Bären fielen wir abends über unser Essen her. Candy war in vielen Stunden bei mir. Und wenn das nicht möglich war, war sie bei uns in der Wohnung. Martin handhabte es genauso. Mal nahm er Mina mit, mal blieb sie zu Hause. Unsere Hunde führten ebenfalls ein Traumleben. Langweilig war den beiden bestimmt auch niemals.

Mein Eintritt ins Leben als Hundemensch hatte alles verändert. Meine Seele heilte allmählich. Ich arbeitete jeden Tag mit den verschiedensten Mensch-Hund-Teams, lernte viele interessante Persönlichkeiten kennen und unglaublich viel über Hunde. Es war einfach schön. Spannend. Es machte mir Spaß, richtig Spaß. Das ganze Leben machte Spaß. Jeden Morgen sprang ich gerne aus dem Bett, ging mit Candy raus, hatte dann meine Hundestunden. Es gab Hundegruppen, die kamen über Jahre hinweg regelmäßig zum Training, mit manchen ehemaligen Kunden habe ich heute noch Kontakt. Abends saß ich oft mit Martin und seiner Freundin zusammen. Das war Lebensfreude pur!

Seit dieser Zeit war ich nie wieder in so einem starken Tief wie zuvor. Stattdessen drehte sich mein Leben um Hunde. Ich war den ganzen Tag draußen, kam abends dreckig und hungrig ins Haus, flachste mit meinem besten Freund rum und erlebte ein Abenteuer nach dem anderen. Kein Tag war wie der andere, immer wieder geschah noch etwas und noch etwas.

Wir hatten Fritz, unsere Bürofee, und Martin hatte Dieter, seinen Hundepensions-Hundeflüsterer. Und dann trudelte die erste Bewerbung ein von jemandem, der auch Hundetrainer werden wollte. »Guck mal«, sagte Martin abends zu mir und hielt mir einen großen Briefumschlag hin. Ich staunte nicht schlecht. Da wollte jemand bei uns eine Ausbildung zum Hundetrainer machen. So geschah es auch. Unsere erste Hundetrainer-Azubine kam in unser Team. Es folgten weitere Bewerbungen, unser Team wurde größer und größer. Martin hatte immer den Mut, neue Wege zu gehen. So auch diesmal. Die Idee, ein Franchise-System ins Leben zu rufen, kam auf. Der Name DOGS entstand. Das gesamte Team arbeitete Tag und Nacht, half bei den Vorbereitungen für Martins Franchise-Programm. Und dann flatterten die ersten Anmeldungen herein.

Ich blieb noch viele weitere Jahre bei Martin, allerdings zog ich irgendwann aus der WG aus, denn bei Martin und seiner Freundin kündigte sich Nachwuchs an. Ich zog in eine schnuckelige Wohnung mit einer tollen Aussicht, und nach einigen weiteren Jahren der Zusammenarbeit trennte sich unser beruflicher gemeinsamer Weg.

Ich hatte immer freiberuflich für Martin gearbeitet. Das barg das Risiko, nur dann Aufträge von ihm zu bekommen, wenn auch welche da waren. Die Angestellten gingen vor, das war klar. Martin bot mir eine Festanstellung an, aber ich wollte nicht. Ich wollte frei bleiben. Und so kam es, dass ich auch mal keinen Auftrag hatte. Ich hatte zwar auch eigene Hundekunden, aber das reichte zum Leben nicht aus. Deshalb streckte ich meine Fühler als Physiotherapeutin wieder aus und bekam einen Job in einer Physio-Praxis. Außerdem einige Rückenkurse in einem Fitnessstudio, sodass ich gut über die Runden kam und alles auch zeitlich gut mit Candy organisieren konnte.

Wider Erwarten gefiel es mir, die Menschen wieder für ihre Gesundheit und einen starken Rücken anzuleiten, und ich wollte mehr. Mehr Wissen, es noch besser machen, mich weiterbilden. Hatte ich zuvor alles über Hundethemen aufgesaugt, so tat ich das jetzt auch im Gesundheitsbereich. Ich machte den Fitnesstrainer B und auch den höchsten Schein, den Trainer A. Ich machte Pilates-Fortbildungen, den Rehatrainer und vieles mehr. Ich hatte einfach riesigen Spaß daran, besser zu werden, mein Wissen zu erweitern und meine Fähigkeiten auszubauen. Auch das war sicherlich eine Folge davon, dass sich mein Gefühlshaushalt normalisiert und ich ein gesünderes Selbstbewusstsein entwickelt hatte. Wer weiß, was er wert ist, mag immer noch mehr aus sich herausholen, die Fühler weiter ausstrecken.

Und dann bekam ich die letzte Lektion, um mich von Borderline definitiv zu verabschieden. Diese Lektion hieß Angelika und sie war selbst Borderlinerin.

Der Spieß wird umgedreht

Martin hatte immer wieder zu mir gesagt: »Versuch es doch mal mit einer Frau.« Aber ich hatte stets über diesen absurden Gedanken gelacht. Eine Frau küssen? Im Leben nicht!

Und dann verliebte ich mich doch in eine. Das Drama begann von vorn und bekam völlig neue Dimensionen. In und mit der Beziehung zu dieser Frau änderte sich alles, denn der Spieß wurde umgedreht. Ich hatte meine Meisterin gefunden.

Sie hieß Angelika, und alles an ihr war noch extremer, als es an mir jemals gewesen war. Ihre Kindheit, ihre Dämonen, ihr gesamtes Leben. Und bereits beim ersten Treffen offenbarte sie mir, sie sei Borderlinerin.

Die Diagnose machte mir keine Angst, war sie mir doch bestens bekannt. Trotzdem wusste ich von Anfang an, dass es nicht gut werden würde. Aber was ich nicht wusste: Das Universum hatte nun den letzten, den endgültigen Schritt meiner Heilung eingeleitet.

Ich lernte Angelika auf einer meiner unzähligen Fortbildungen kennen. Diese Fortbildung ging sieben Tage, und sie kam jeden Morgen zu spät. Sie strahlte eine Intensität aus, die auf mich sehr anstrengend, aber auch sehr erotisch wirkte. Und als sie mich zum Essen einlud, sagte ich nicht Nein.

Auch hier kam sie zu spät. Aber nun war sie ja da. Sie erzählte mir direkt an diesem Abend offen wie ein Buch die wildesten Geschichten über ihr Leben. Angelika war nicht nur extrem, sondern extrem extrem. Sie hatte Bulimie, sie war autoaggressiv, sie war exzessiv. Sie machte Extremsport, aber sie war auch ziemlich übergewichtig. Ich selbst frage mich oft, wie mein Körper all die Strapazen, die ich ihm zugemutet habe, so gut überstanden hat. Aber bei Angelika war es mir ein völliges Rätsel. Sie war in fast allem extremer als ich. Triathlon war ihre Leidenschaft, also Radfahren, Laufen und Schwimmen. Ihre Freizeit war mit ihrem Sportprogramm ausgefüllt, und ich hätte ihr Pensum körperlich eindeutig nicht geschafft. Sie hatte aber auch Bulimie. Wenn wir zusammen waren, war ihr Essverhalten normal, aber wenn sie alleine war, muss sie Massen in sich hineingestopft haben, denn sie hatte mindesten zwanzig Kilo zu viel. Ihr Körper muss unglaublich gelitten haben, aber auch unglaublich stark und robust gewesen sein, denn wie sonst sollte das möglich sein? Sie schnitt ebenfalls. Aber dann wiederum pflegte sie ihren Körper auch mit Hingabe, genoss beispielsweise viele Stunden in der Badewanne mit edlen Zusätzen.

Sie erzählte mir in Laufe unserer Beziehung von ihren beiden älteren Brüdern, die sie und ihre Schwester oft in ihrem Kinderzimmer eingeschlossen hatten, als sie noch klein gewesen war. Sie erzählte mir von ihrer Vergewaltigung. Sie erzählte mir von Jahren im Kinderheim. Sie erzählte mir von ihrer Mutter, die viel zu früh an Krebs gestorben war. Sie erzählte mir von ihrem Vater, der sie geschlagen hatte. Und währenddessen wehte ihr süßes, intensives, betörendes Parfüm zu mir herüber.

Ihre Erzählungen schockten mich nicht. Ich kannte all diese Geschichten und Erlebnisse aus früheren Zeiten während meiner Therapie. Während sich die Menschen außerhalb der Klinik über Politik, den Nachbarn, das Wetter, ihre Kinder und den Jobwechsel unterhielten, befassten sich unsere Unterhaltungen mit den brutalsten und traurigsten Erlebnissen. Geschichten über Drogen, Missbrauch, Vernachlässigung – all das waren gängige und normale Gesprächsthemen gewesen. Das war mir also nicht neu, ich hatte es nur lange nicht mehr erlebt, und es faszinierte mich von Neuem. Eigentlich war ich aus dieser Art Leben längst heraus, aber nun sog es mich wieder ein und hinab in die Tiefen. Ich wusste, dass weiterer Kontakt mit Angelika nicht gut wäre. Gar nicht gut. Überhaupt und ganz und gar nicht gut. Aber ich hörte nicht darauf. Und das Komische war: Schon an diesem ersten Abend ließ Candy sich entspannt von Angelika streicheln und mochte sie offensichtlich sehr. Das war ungewöhnlich. Wir gingen mit Candy spazieren. Normalerweise ignorierte Candy andere Menschen erst mal, aber bei Angelika war das nicht der Fall.

»Darf ich sie mal rufen?«, fragte sie mich direkt bei unserer ersten Runde.

»Na klar, versuch es gerne. Aber es kann gut sein, dass sie dich ignoriert. Nimm ihr das dann nicht übel«, antwortete ich vorsichtig, damit sie sich nicht verletzt fühlte, falls Candy überhaupt nicht auf sie reagieren würde. Aber zu meiner

Überraschung war das Gegenteil der Fall. Candy kam sofort angefetzt, und Angelika freute sich und spielte mit ihr. Ich war baff. Erstaunt. Und freute mich. Ich dachte bei mir: »Wenn Candy sie mag, wird es okay sein, dass ich mich auf sie einlasse.«

Am Wochenende gingen wir zusammen tanzen in einer Kölner Disco. Zum Quatschen war es viel zu laut, aber tanzen war super. Wir tanzten Stunde um Stunde, ich war in die Wolke ihres süßen Parfüms gehüllt, und irgendwann küssten wir uns dann zum ersten Mal. Ich kann und will es nicht leugnen, es war wunderschön. Trotz aller Warnungen, die ununterbrochen durch meinen Kopf schossen: Die Nähe zu Angelika war schön und intensiv, neu und aufregend.

Nun waren wir also ein Paar. Jeden Tag aufs Neue wachte ich mit dem Gedanken auf: Das ist falsch. Aber ich hörte nicht darauf. Sondern kündigte meine Wohnung und zog zu ihr in ein renovierungsbedürftiges Haus in der Nähe von Leverkusen, das sie erst vor kurzem gekauft hatte. Stück für Stück war sie dabei, es wieder instand zu setzen. Sie wohnte sehr idyllisch, mitten im Grünen, und ich hatte manches Mal das Gefühl, wieder in Südfrankreich auf dem Hof zu sein. Nur dass ich jetzt keinen Krümel, sondern meine Töli bei mir hatte. »Hui, superschön hier«, sagte ich zur Begrüßung, als ich sie dort das erste Mal besuchte und ließ mir alles zeigen. Kein einziger Raum war fertig, aber alle waren irgendwie bewohnbar. Ein kleines, schnuckeliges Fachwerk-Hexenhäuschen mit einem urigen, wilden Garten und einer wunderbaren Aussicht. Candy fand es toll. Und ich auch.

Es war ein Traum und ein Alptraum zugleich. Mit Angelika hatte ich einen Menschen an meiner Seite, der die Tiefen und

Untiefen der Psyche so gut kannte wie ich. Wenn sie mir von ihren rabenschwarzen Gefühlen erzählte, wusste ich genau, was sie meinte und umgekehrt war es genauso. Wir waren aber auch völlig abhängig voneinander und das wurde zusehends vertrackter und zu einem immer größeren Problem.

Verstanden wir uns gut, erlebte ich die wunderbarste Beziehung. Ein Leben, welches ich mir nicht mal erträumt hatte. Sagte aber nur eine von uns ein Wort, das die andere triggerte, wurde dieser Traum zu einem absoluten Alptraum. Angelika traf mich mitten ins Herz. Wenn sie für mich da war, war da nichts anderes mehr. Nur sie und ich. Nie wieder habe ich einen Menschen kennengelernt, der diese Magie hatte. Ich war in diesem Moment das Wichtigste auf der Welt. Ich fühlte mich geborgen und gerettet und geliebt. Alles in einem. Aber es gab auch eine andere Seite, eine zerstörerische: Angelika wollte mich ganz. Mit Haut und Haar. Sie wollte, dass ich beim Renovieren helfe und den Rasen mähe. Sie wollte immer dabei sein, wenn ich etwas unternahm. Und dann wieder, wenn ich etwas Falsches gesagt hatte, von dem ich gar nicht wusste, dass es falsch war, brach die Hölle los. Von Schweigen über Schneiden über Dinge zerstören war alles dabei.

Einmal, in der Vorweihnachtszeit, hatte ich Angelika einen Adventskalender gebastelt. Jeden Tag ein Kläppchen, liebevoll eingepackt. Ich wollte mit einer Freundin essen gehen, Angelika ging es gut. Die Freundin offenbarte mir, sich ebenfalls in eine Frau verliebt zu haben. Sie war sehr aufgewühlt und verunsichert und ich unterstützte sie und nahm mir Zeit für unser Gespräch. Wir redeten lange. Für Angelika zu lange. Als ich nach Hause kam, tobte sie. Türen wurden geknallt, es wurde in Türen hineingetreten, geschrien, und am nächsten Tag fand ich den liebevoll gebastelten Adventskalender zerstört auf dem Boden. Diese überdimensionale Aggression, die ich früher immer gegen mich selbst gerichtet hatte, wendete Angelika nach außen. Das war zwar deutlich gesünder als meine Variante, aber nicht weniger zerstörerisch.

Wenn wir uns stritten, wollte ich manchmal einfach eine Runde mit Candy spazieren gehen, um mich wieder zu sortieren. Angelika konnte mein Weggehen aber nicht ertragen. So hielt sie mich fest. Ich drehte und wendete mich, schlug verzweifelt auf sie ein, damit sie mich loslässt. Keine Chance. Sie war zu stark für mich.

Lieben und Hassen im Wechsel. Bekam Angelika nicht, was sie wollte, tobte sie. Verließ mich, kam wieder, bombardierte mich mit Vorwürfen oder machte Schluss. »Es ist vorbei!«, schrie sie mich alle paar Wochen an. »Du bist so egoistisch.« »Du liebst mich gar nicht wirklich.« »Ich hasse dich«, hörte ich mir an. Aber auch wirklich verrückte Sachen warf sie mir manchmal vor. Dass ich sie beobachten würde, dass ich ihr Böses wollte.

Schon nach wenigen romantischen Monaten holte mich die Realität ein. Angelika kontrollierte mich. Sie erzählte Lügen über mich. Sie dramatisierte. Wenn ich auf eine SMS nicht schnell genug reagierte, konnte das manchmal heftigste Vorwürfe nach sich ziehen. Dann aber meldete SIE sich ohne Ankündigung mehrere Tage lang nicht. Wenn ich sie darauf ansprach, wurde sie sauer. »Kontrollierst du mich etwa? Ich hatte halt keine Zeit. Kommst du nicht mal ein paar Tage lang alleine klar?« Ich war etliche Male so vor den Kopf gestoßen, als wäre ich gegen eine Betonwand geprallt. Sie hatte ihre ganz eigene Welt, und ich musste mir irgendwann eingestehen: In diese Welt wollte ich nicht mitgenommen werden. Sie wurde mir zusehends verrückter. Ich wollte das nicht. Ich wollte keine Extreme mehr. Und ich wollte diese Tiefen, die surreale Welt dieser Borderlinerin nicht kennenlernen. Ich war immer froh gewesen, keine Stimmen zu hören, keine psychotischen Ansätze zu haben und wollte auch jetzt auf keinen Fall in dieses Thema einsteigen. Und das wirklich Gute an der ganzen Sache war: Je heftiger sie wurde, desto bodenständiger wurde ich selbst.

Ich arbeitete inzwischen in einem Fitnessstudio in Hürth und mein Arbeitsweg war ziemlich weit. Ständiger Stau auf den Autobahnen rund um Köln und Leverkusen mit meiner inzwischen elfjährigen Candy in der brütenden Hitze. Und so viel Zeit mit Fahren verschwenden. Das wollte ich nicht mehr. Und auch die Dramen und Angelikas Kontrolle wollte ich nicht mehr. Sie nahm mir die Luft zum Atmen.

So entschied ich, dass ich mir wieder eine eigene Wohnung suchen würde, wo ich mir dann über unsere Beziehung klarwerden konnte. Als ich über meine Entscheidung mit ihr sprach, verstand sie zwar, dass es irgendwie sinnvoll wäre, aber da sie es nicht wollte, war für sie auch klar, dass sie meine Entscheidung nicht unterstützte.

»Ich werde dir nicht helfen«, waren ihre Worte. Klar und deutlich und konsequent. Sie würde weder beim Finden einer Wohnung noch beim Umzug helfen.

»Kannst du meine Entscheidung denn verstehen?«, fragte ich nach.

»Ja, aber ich will das nicht. Ich will, dass du bleibst.«

»Ich quäle mich mittags immer mit meinem alten Auto über eine Stunde durch den Stau, und das bei dieser Hitze. Für Candy ist das eine Tortur. Außerdem würde uns ein bisschen Abstand vielleicht guttun«, brachte ich vernünftige Argumente an. Aber das brachte nichts. Sie half mir nicht und akzeptierte es auch nicht wirklich. Sie besuchte mich in meiner Wohnung kein einziges Mal.

Angelika war wie ein Spiegel für mich. In so vielen Verhaltensweisen konnte ich mein altes Ich erkennen. Ich erkannte, was ich Dietmar angetan hatte mit MEINEM Drama. Ich entschuldigte mich bei ihm. Wieder und wieder. Irgendwann stoppte er mich lachend und erklärte: »Hör auf jetzt. Es ist gut. Es ist alles gut.«

So paradox es klingt, aber indem ich mit Angelikas Verrücktheiten konfrontiert war, lernte ich, mich selber besser einzuschätzen und zu reflektieren. Ich sah, wie ich als Borderlinerin auf viele Menschen und vor allem meine ehemaligen Partner gewirkt haben musste. SO wollte ich nicht mehr sein. Ihr Verhalten mir gegenüber war oftmals nicht fair und auch nicht real. Sie unterstellte mir Bösartigkeiten, die nicht auch nur ansatzweise vorhanden waren. DAS hatte ich auch getan. Ich hatte nahezu jedes Verhalten meiner ehemaligen Partner auf mich bezogen. War Dietmar zum Beispiel müde gewesen und früh ins Bett gegangen, dann hatte ich angenommen, er könnte mich nicht mehr leiden, er wäre sauer auf mich oder ich würde stinken. Auf jeden Fall war er nur deswegen früher ins Bett gegangen, weil ich etwas nicht richtig gemacht hatte. Das wiederum hatte mich dann verletzt. Verrückt, oder? Ich war von den Gedanken und Gefühlen von Dietmar verletzt, die er weder dachte noch fühlte.

Angelika verletzte sich ständig. Nicht so wie ich, sondern scheinbar unschuldig, zufällig. Hier den Arm verstaucht, dort

vor den Schrank gelaufen, in der Badewanne ausgerutscht ...
Am Anfang sah es noch nach Zufall aus. Aber bald wurde mir klar, dass ihre Verletzungen ein Druckmittel waren. Angelika fühlte sich oft von mir vernachlässigt. Ihrer Meinung nach half ich ihr auch zu wenig im Haus und im Garten.

»Kannst du am Wochenende den Rasen mähen?«, fragte sie mich einmal.

»Nee, ich hab noch nie Rasen gemäht und möchte es auch nicht tun.«

»Du kannst aber auch mal was tun.«

»Tu ich doch. Aber eben nicht Rasen mähen.«

Am nächsten Tag knickte sie beim Joggen mit dem Fuß um. Sie humpelte mit einer Schiene durch ihr Haus und zwang mich damit, zu ihr zu kommen und ihr als treue Partnerin zu helfen. Ich war hin- und hergerissen. Sie wollte unbedingt, dass ich den Rasen mähte. Ich aber hatte Nein gesagt. Es war ihr Haus und ihr Garten, sie hatte es sich so ausgesucht. Aber nun konnte sie den Rasen ja nicht mehr mähen. Ich habe von klein auf gelernt, den Partner niemals im Stich zu lassen, sich zur Not selbst zu verlieren, um es dem Partner recht zu machen. Aber eine Stimme sagte mir: »Lass es. Steh zu dir selbst.« In meinem Kopf kämpften die Stimmen. Aber die falsche gewann. Ich schaffte es nicht, zu mir zu stehen. Ich mähte den Rasen. Vorher setzte ich meine Sonnenbrille auf, damit niemand meine Tränen sehen konnte. Ich mähte und mähte, die Tränen liefen und liefen. Und Angelika schaute mir mit zufriedenem Blick zu, eine Kaffeetasse auf dem Schoß.

Ein Borderliner manipuliert dich, so steht es in der Literatur und so war es bei Angelika. Ihre scheinbar zufälligen Verletzungen waren ihre Art der Manipulation. Und ich? Ich erniedrigte mich vor mir selbst bis ins Mark, weil ich keine Gegenwehr leistete.

Durch Angelika verlor ich viele Freunde. Egal, wo wir waren, immer gab es ein Problem oder Ängste, die ich auffangen sollte durch ständige Nähe. Alle fanden sie komisch. Meine Freunde, meine Familie, einfach alle.

Ich gab ein Hundeseminar in der Eifel mit einigen Kunden, die ich noch immer betreute. Vier Tage lang voller Einsatz für meine Mensch-Hund-Teams. Tagsüber professionell sein, nachts wollte Angelika Sex. Laut und hemmungslos. Der Morgen begann dann mit ihrer Migräne. Sie brauchte immer Aufmerksamkeit. Ihr war kalt, sie bekam meine Mütze. Sie hatte Migräne, eine Kundin hatte Tabletten dabei. Sie hatte … Sie konnte nicht … Sie musste … Ich schämte mich für sie, sie sprengte das Seminar. Sie sprengte den Rahmen. Sie sprengte mich. Nach dem Seminar war ich völlig erschöpft. Das änderte aber nichts daran, dass Angelika weiterhin Aufmerksamkeit einforderte. Es war ein Teufelskreis.

Angelika war mein Spiegel, meine Meisterin. Und sie gefiel meiner Candy. Meine Hündin mochte sie wirklich. Sie gingen gemeinsam spazieren, ich konnte Candy immer beruhigt bei ihr lassen. Beide waren miteinander entspannt. Nicht selbstverständlich bei meinem Hofwächter. Candy war inzwischen zwölf Jahre, eine alte Hundedame. Hatte sie in ihrem Leben viele andere Hunde in die Flucht geschlagen und Menschen attackiert, so war sie nun zahm wie ein Lamm. Sie wusste, dass sie nicht mehr die Athletin war wie einst und vermied nun jeglichen Konflikt. Das Leben mit ihr war wunderbar. Entspannt, leicht.

Aber dann hörte Candy auf zu fressen. Das fand ich merkwürdig und ging mit ihr zu meiner Tierärztin. Sie nahm sich viel Zeit für uns. Sie untersuchte mein Tölchen und machte einen Ultraschall.

»Schau mal«, sagte sie. »Hier, das Dunkle, siehst du das?« Ja klar sah ich das. Ein großer, dunkler, schwarzer Fleck in ihrer Blase, der nicht zu übersehen war.

Ich sah sie fragend und das Schlimmste ahnend an. »Was bedeutet dieser Fleck?«

»Das ist ein Tumor«, antwortete die Tierärztin ehrlich und gnadenlos. Mir wurde heiß und kalt. Ich bekam Gänsehaut, die Tränen schossen mir in die Augen. Eine fürchterliche Angst stieg in mir hoch. Ich ahnte es: Candy würde sterben.

»Oh, nein, verdammt«, würgte ich hervor. »Können wir da was tun? Wie schlimm ist diese Größe?« Ich saß mit Candy auf dem Boden und streichelte sie. Normalerweise fand Candy so eine lange Streichelei eher nervig, aber heute ließ sie es entspannt zu, lag auf der Seite und rührte sich nicht. Vielleicht war sie auch schon zu müde, um sich meiner Nähe zu entziehen.

Die Tierärztin hatte sich inzwischen zu uns gesetzt, ich war ihr letzter Termin für diesen Tag, so konnte sie sich Zeit für uns nehmen. »Schau mal, wie groß der Fleck ist. Er nimmt fast die ganze Blase ein«, sagte sie so feinfühlig wie möglich. »Ich kann sie operieren, aber es sieht nicht gut aus. Wenn ich sie operiere, muss sie mit der Narkose klarkommen und mit der großen Wunde im Anschluss. Wie groß der Tumor in Wirklichkeit ist, sehe ich erst, wenn ich sie aufgeschnitten habe. Vielleicht muss ich sie dann während der OP gehen lassen. Dann aber geht sie mit dem Stress. Du kannst dich dann nicht wirklich von ihr verabschieden.«

Ich ließ meinen Tränen inzwischen freien Lauf. Dass ich vor einem anderen Menschen weinte, was ich sonst nie tat, war mir jetzt völlig egal. Es ging hier ja um meinen Hund. Was konnte es Schlimmeres geben als diese Worte? Ich sollte mein zweites Ich gehen lassen. Wie sollte mein Leben ohne meine Töli überhaupt weitergehen? Ich wollte ihr auf keinen Fall unnötiges Leid zufügen. Ich wollte das Richtige tun. Aber was war das Richtige?

»Simone«, riss mich die Tierärztin aus meinen traurigen Gedanken. »Geh erst mal nach Hause. Lass meine Infos sacken, beobachte Candy und entscheide ganz in Ruhe, was du tun möchtest.«

»Was würdest du tun, wenn es dein Hund wäre?«, fragte ich sie zum Abschied.

»Ich würde ihn gehen lassen«, antwortete sie.

Dann ging ich in die schwarze Nacht hinaus.

Es war aussichtslos. Candy fraß nicht mehr, und sie wollte nicht mehr aufstehen. Ich bot ihr die wunderbarsten Leckereien an, aber sie nahm bloß ein paar Happen, dann legte sie sich wieder auf ihre Decke. Ich litt fürchterlich. Ich musste sie gehen lassen. Aber wollte sie wirklich gehen? Was, wenn ich sie einschläfern ließe, und sie wollte das gar nicht? Meine Gedanken flogen tagelang hin und her. Ich ließ mich krankschreiben, denn ich war nicht mehr in der Lage zu arbeiten. Ich lag selbst auch nur noch apathisch auf dem Sofa oder neben Candy auf ihrer Decke. Sie fand meine Nähe, mein ständiges Anfassen nicht angenehm, aber ich brauchte es. Sie in den Armen halten und kuscheln, das wäre wenigstens ein kleiner Hauch von Trost gewesen, aber sie wollte es nicht. Ich wollte es für sie richtig machen, also hielt ich mich mit meinen Aufdringlichkeiten zurück. Aber das brach mir das Herz.

Schließlich sah ich es ein: Ich musste meine zweite Hälfte gehen lassen. Auch wenn es noch so traurig war. Es gab mich nie ohne sie. Simone und Candy. Simone und Candy kommen. Simone und Candy machen … Simone und Candy haben … Es gab mich seit über zehn Jahren niemals ohne sie. Niemals. Und nun sollte, musste ich sie gehen lassen. Ich weinte tagelang durch, ich war gequält wie ein verletztes Tier. Die Tierärztin kam. Und um alles nur noch schlimmer zu machen, stand mir Angelika nicht bei, sondern wieder einmal im Vordergrund. Ich hatte nicht die Kraft, dagegen anzugehen. Ich streichelte Candy. Aber im Arm hatte sie Angelika. Erst als sie schon tot war, sagte sie: »Oh, Entschuldigung. Ich wollte mich nicht vordrängeln.« Ich konnte dem Lebewesen, das mir die Welt bedeutet hatte, dadurch nicht so nah sein in der Stunde des Abschieds, wie ich es mir gewünscht hätte. Angelika war einfach zu dominant für mich.

Wenn es um Leben und Tod geht, haben wir Lebewesen drei Möglichkeiten, zu reagieren: Flucht, Kampf oder Totstellen. Ich hatte nur noch die Kraft für Letzteres und fror ein. In der Stunde von Candys Tod saß ich vor ihr und Angelika und streichelte sie. Die Tränen liefen. Und dann beerdigten wir meine kleine Verbrecherin. Wir gruben ein Loch im Garten und gruben und gruben. Meine Candy in diese schwarze, kalte Erde zu legen, war der größte Schmerz meines Lebens.

Wir Menschen haben unsere Hunde, weil wir sie so schön finden. Süß, kuschelig, herzlich, unterhaltsam. Aber das ist nur die Spitze des Eisbergs. Wenn wir tiefer schauen, dann haben wir unsere Hunde aus ganz anderen Gründen. Weil sie uns Halt geben, Struktur, Sicherheit. Weil sie unsere Einsamkeit mildern, unsere Seelen unterstützen, und manchmal kommen sie auch zu uns, um uns zu retten.

Candy hatte mich gerettet.

In der Tiefe ist die Liebe. Unsere Seele. Wir leben an der Oberfläche ein lockeres Leben. Gehen arbeiten. Unterhalten uns. Gucken Fernsehen. Erleben Gefühle und die schöne Natur. Aber in der Tiefe, da gibt es noch mehr. So viel mehr. Und da hinzuschauen, eröffnet uns ganz andere, ganz neue Horizonte und Sichtweisen. Und manchmal tut es entsetzlich weh.

Ich brauchte ein halbes Jahr, um diesen Schmerz annähernd zu verarbeiten.

»Aber das war doch nur ein Hund«, sagst du jetzt vielleicht. Ja, es war ein Hund, da stimme ich dir zu. Aber dieser Hund war mein Leben gewesen. Candy hat mich zwölf Jahre meines Lebens so intensiv begleitet wie niemand sonst auf der Welt. Sie war immer da, immer bei mir. Sie durfte alles an mir sehen, denn es war ihr egal. Vor ihr hatte ich keine Scham zu weinen, ich durfte mich gut und schlecht fühlen. Das war ihr egal – Hauptsache, wir waren zusammen. Sie erlebte Dietmar, sie erlebte Martin, unsere tolle Hundeschule und schließlich Angelika. Sie erlebte meine Veränderungen mit, sie war der Grund meiner Heilung. Sie war der Grund dafür, dass es mir so viel besser ging. Sie hatte mir gezeigt, wie schön es ist, sich um jemand anderen kümmern zu dürfen. Dass es schön sein kann, sich um jemanden Sorgen zu machen, weil da jemand so nah ist, dass man sich Sorgen um ihn macht. Sie war mein Leben. Sie war ich. Und nun war sie tot. Und mein Leben war leer. Einfach leer. Da war nichts mehr. Nichts. Nur noch diese entsetzliche Leere.

Ich machte mir fürchterliche Vorwürfe, weil ich sie hatte einschläfern lassen. Ich diskutierte das ununterbrochen in meinem Kopf. Candy hatte nur wenige Minuten vor ihrem Tod die Tierärztin angeknurrt, als sie hereingekommen war. Ich nahm das zum Anlass, mich hundsmiserabel zu fühlen und schuldig. Es war ein Fehler gewesen. Sie hatte bestimmt weiterleben wollen. Ich machte mich selbst fertig mit meinen Gedanken. Bis die Tierärztin sagte: »Simone, es wäre nicht Candy, wenn sie nicht geknurrt hätte.« Da hatte sie recht. Mein Haudegen – ständig große Klappe. Das half mir.

Ich saß viele Wochen einfach nur da und starrte gegen die Wände. Ich wollte auch sterben. Ohne meine kleine, süße Töli wollte ich auch nicht mehr leben. Meine zweite Hälfte war einfach fort.

»Du sitzt nur depressiv da«, sagte Angelika eines Tages. »Steh auf jetzt, wir gehen spazieren.« Wir gingen spazieren. Danach setzte ich mich wieder aufs Sofa und starrte gegen die Wände. »Du machst mir Angst«, sagte sie, und ich konnte sie gut verstehen. Aber meine Trauer brauchte einfach ihre Zeit.

Nach einem halben Jahr begann ich langsam wieder zu leben. Der Schmerz war so groß gewesen, dass ich mir schwor: nie wieder ein Hund! Diesen Schmerz, wenn er geht, den ich ertrage ich nie wieder.

Ich traf mich wieder mit anderen Menschen, tauschte mich wieder aus. Auch mit Alex, meiner DOGS-Freundin. Ihre Hündin Mona und Candy hatten sich gut gekannt. Vor der ersten Begegnung nach Candys Tod hatte ich deswegen große Angst. Aber es war einfach nur schön, wieder einen Hund zu erleben, weiches Hundefell zu spüren – wider Erwarten tat es gut. Ich traf mich in den nächsten Wochen regelmäßig mit Alex, sehr zum Ärger von Angelika.

Angelika wollte mich ganz für sich alleine haben. Ich sollte und durfte mich mit niemand anderem treffen, erst recht nicht mit einer Frau. Sie verbot mir den Kontakt mit Alex. Obwohl da nur Freundschaft war, war sie rasend eifersüchtig. Sie machte seit einigen Monaten eine Therapie. Eines Tages wurde ich zu einem Gespräch dazugebeten. Ein eiskalter Therapeut empfing mich. In dieser Stunde ging es um die Frage, ob ich den Kontakt zu einer guten Freundin beenden würde. Ansonsten würde Angelika die Beziehung zu mir beenden. DAS war der Knaller. Diese gute Freundin war Alex. Wir hatten diese Diskussion schon monatelang. Bisher hatte ich mich nicht manipulieren lassen. Aber mein Standpunkt hatte sich geändert: Niemand erpresst mich. Niemand verbietet mir den Umgang mit anderen Menschen. Nicht einmal Angelika. Auch in dieser gruseligen Therapiestunde blieb ich standhaft. Endlich. Endlich stand ich für mich selber ein und ließ mich nicht mehr verbiegen. Und damit war die Beziehung beendet. Schluss. Aus. Vorbei. Wir verließen diesen eiskalten Therapeuten gemeinsam, doch am Auto verabschiedeten wir uns.

»Ist das echt dein Ernst?«, fragte ich Angelika. Ich war immer noch völlig baff von dieser Stunde. Der Therapeut hatte kein einziges Wort gesagt. Kein einziges.

»Ja, das ist mein voller Ernst«, antwortete Angelika.

»Weil ich mich mit einer Freundin treffe, machst du Schluss? Du triffst dich doch auch mit Freundinnen.«

»Das ist etwas anderes als Alex.«

»Aha.«

»Du kannst es dir jetzt noch ein letztes Mal überlegen.«

Aber da gab es nichts mehr zu überlegen. Ihre Manipulationen hatten keine Wirkung mehr auf mich. Mir den Kontakt mit Freunden zu verbieten, war eine Nummer zu viel gewesen. Ich war erwacht. Ich stand für mich ein. Erlösung pur. Und so trennten sich unsere Wege.

Es geht heim

Ich war jetzt gute vierzig Jahre alt und hatte bisher ein volles, bewegtes, buntes Leben gelebt. Ich war verheiratet gewesen, hatte geliebt und gelebt und gelitten und genossen. Und das Allerbeste, ich hatte mich von meiner Krankheit verabschiedet. Niemals hätte ich mit zwanzig geglaubt, dass ich das schaffen würde. Aber ich hatte es geschafft. Ich lebte nicht mehr in den Borderline-Dimensionen von Schwarz und Weiß, Himmel oder Hölle – und das tat unglaublich gut. Die Anstrengung war raus. Ich konnte nachts schlafen, ich konnte Gefühle in sanften Ausprägungen leben statt in dramatischen Auswüchsen. Ein neues Leben, und deshalb war ich diesmal gerne solo.

Angelika hatte all mein Sachen, die ich noch bei ihr hatte, in ihrer Garage eingesperrt. »Für 275 Euro schließe ich dir die Garage auf«, teilte sie mir mit.

»Wieso soll ich dir etwas dafür bezahlen?«, fragte ich sie überrascht.

»Das ist für all das, was du mir angetan hast«, war ihre Antwort.

Meiner Meinung nach hatte ich ihr nichts angetan, aber das ist eben Borderline. Eine ganz andere Welt, eine ganz andere Wahrnehmung. Obwohl mich alle Freunde für verrückt erklärten, diskutierte ich nicht länger. Jeder Konflikt wäre eine sinnlose Energieverschwendung gewesen. Ich überwies das Geld und durfte dann mein Hab und Gut mitnehmen.

Als ich mit Freunden die Sachen aus der Garage holte, beobachtete Angelika uns aus dem Haus heraus. Sie sagte nicht Hallo, sie half nicht, sie beobachtete uns lediglich. Am Ende konnte sie sich immerhin dazu durchringen, sich von mir zu verabschieden, aber nicht ohne den Zusatz, dass ich ihr Grundstück nicht mehr betreten dürfe. Ich durfte also das Grab meiner Candy nicht mehr besuchen. So konnte sie am Ende noch mal ein bisschen ihre Macht spielen lassen. Ihr ganzes Leben hatte viel mit Macht und Streit zu tun. Sie hatte mir ganz am Anfang schon von vielen Situationen erzählt, in denen sie einen Anwalt hatte einschalten »müssen«.

Angelika war mir eine Lehre, eine der größten überhaupt. Viele Freunde hatten sich von mir abgewendet, jetzt wohnte ich in einer usseligen Souterrainwohnung und war allein ohne meine Candy. Aber trotz aller Umstände fühlte ich mich befreit. Ich konnte wieder atmen. Da war niemand mehr, der mich kontrollierte oder die Realität völlig verdrehte. Keine überbordenden Gefühle mehr, die mich in den Wahnsinn trieben. Keine Diskussionen mehr, was ich warum tue, aber nicht soll. Ich war so befreit, und es war eine Wohltat. Nie wieder Borderline. Nie, nie wieder. DAS war die größte Erkenntnis. Candy hatte mich schon so vieles gelehrt, Angelika hatte es vollendet. SO ein Leben wollte ich nie wieder haben. Ich bin dankbar dafür, Angelika kennengelernt zu haben.

Denn sonst hätte ich wahrscheinlich nie den Spiegel vorgehalten bekommen.

»Borderline einfach weg? Sich einfach davon verabschieden, und dann ist gut? Wie soll das denn gehen?«, fragst du dich jetzt. Ich gebe dir recht. Natürlich war es nicht weg. Es wird niemals weg sein. Es ist immer in mir. Meine Erinnerungen sind in mir, meine Narben sehe ich jeden Tag. Aber ich habe meine extremen Gefühle zähmen können. Dafür gibt es drei Gründe. Der erste und einschneidendste Grund war meine Candy, mein Einstieg in das Hundeleben. Die Verantwortung für sie zu tragen und vor allem die Freude, mit ihr leben zu wollen. Mit Candy ist Freude in mein Leben eingezogen. Das, was Candy geschafft hat, hätte zu der Zeit kein Mensch der Welt geschafft. Zu den anderen beiden Gründen komme ich jetzt.

Ich floh aus der dunklen Wohnung und zog in ein neu gebautes, klitzekleines Appartement mit riesiger Terrasse. Ich leistete mir die erste eigene Küche. Ich arbeitete im Fitnessstudio. Mein Leben verlief wieder ohne große Aufregung. Ich genoss es, mit meinen noch verbliebenen Freunden zusammen zu sporteln oder auch gemeinsam etwas zu unternehmen. Ich führte normale Gespräche über alles Mögliche. Ich hatte Freude an völlig undramatischen Belanglosigkeiten.

War ich nun eigentlich lesbisch? Keine Ahnung. Ich ließ einfach alles auf mich zukommen. Dann erzählte meine Schwester mir von Simone. »Simone? DIE Simone?«, fragte ich neugierig.

»Ja, genau die. Meine Mannschaftskollegin Simone«, wiederholte Andrea. »Sie hat sich von ihrem Mann getrennt.«

Ich kannte Simone schon aus Jugendzeiten, wir hatten im gleichen Verein Tennis gespielt. Mit dem Unterschied, dass Simone eine der besten Spielerinnen des Kreises war, ich in meinen Augen lediglich den Schläger halten konnte und den Ball übers Netz bekam. Also für mich damals ein unerreichbarer Kontakt. Aber schon in der Jugend hatte ich sie toll gefunden.

Also antwortete ich Andrea: »Das wurde ja auch Zeit.«

»Hö, wieso das denn?«, Andrea schaute mich erstaunt an.

»Weil Simone eine Frau an ihrer Seite braucht, keinen Mann.«

»Wie kommst du denn da drauf?

»Das ist nicht zu übersehen.« Meine Schwester konnte es nicht nachvollziehen. Aber als ich ihr sagte: »Außerdem finde ich sie toll«, wurde für sie ein Schuh draus, und immer, wenn ich in Gütersloh war, fragte sie Simone, ob sie Zeit habe. Hatte Simone aber nicht. Frisch getrennt, nutzte sie ihre Zeit für Unternehmungen, Ausflüge und zum Tanzen gehen mit Freundinnen. Logisch. Aber für mich schade, hätte ich sie doch verdammt gerne wiedergesehen.

Zu dieser Zeit war gefühlt jeder Mensch dieses Universums auf Facebook, so auch ich. Aber besonders spannend fand ich es nicht, also schaute ich auch selten hinein. Aber eines Abends warf ich dann doch einen Blick in meinen Account. Und was sah ich da und staunte nicht schlecht? Eine Freundschaftsanfrage von Simone. Ja genau, DER Simone. Ich nahm natürlich sofort ganz aufgeregt an.

Am nächsten Tag rief mich eine unbekannte Nummer an. Ich ging trotzdem ran. »Hey, hier ist Simone«, meldete sich eine weibliche Stimme. Mir wurde heiß und kalt. Wie kam denn das? Warum und was sollte ich denn jetzt sagen?

»Hey ... hallo ... das ist ... ja ... eine Überraschung!«, stotterte ich nicht gerade geistreich drauflos.

»Ich wollte einfach mal hören, wie es dir so geht.«

»Och, gut. Danke. Und dir?«

Es folgte eine eher hölzerne Unterhaltung. Simone war sehr wortkarg, und ich fand auch nicht gerade die unterhaltsamsten Worte. Sie verabschiedete sich dann auch schon nach wenigen Minuten: »Wenn du mal in Gütersloh bist, können wir ja einen Kaffee zusammen trinken.«

Nachdem wir aufgelegt hatten, saß ich noch eine Weile da. Das sollte jetzt alles gewesen sein? Ich hatte Simone immer schon sehr gemocht, hatte sie spannend gefunden. Ihre Sportlichkeit hatte mich fasziniert, aber auch ihre Art. So unnahbar. Das gefiel mir. Es forderte mich heraus, mehr von ihr zu erfahren, ihr Vertrauen zu gewinnen und ihr zu zeigen, welch vertrauenswürdiger Mensch ich war. Also schrieb ich ihr eine WhatsApp. »War schön, mit dir gequatscht zu haben. Freue mich sehr, wenn wir wirklich mal was trinken gehen.« Es dauerte keine fünf Minuten, dann kam eine Antwort. Dann antwortete ich wieder, dann sie. So ging es den ganzen Tag. Am nächsten Tag ging es so weiter bis tief in die Nacht. Und dann war klar, wir mussten uns dringend sehen und uns live näher kennenlernen. Wir hatten uns tatsächlich per WhatsApp schon ineinander verliebt. Wahrscheinlich war ich als Jugendliche auch in sie verliebt gewesen, aber das war mir natürlich nicht klar gewesen. Da sie damals für mich so unerreichbar schien, hatte ich natürlich auch überhaupt nichts in die Richtung unternommen – außerdem hatte ich meine sexuelle Orientierung damals nie in Frage gestellt.

Aber jetzt hatte ich die Chance dazu, Simone für mich zu gewinnen, und es konnte mir gar nicht schnell genug gehen. Wir verabredeten uns fürs Wochenende, also in fünf Tagen.

Schon vor unserem ersten Date war ich verliebt. Es kribbelte, obwohl wir uns jahrelang nicht gesehen hatten und obwohl Simone noch nie zuvor der Gedanke gekommen war, sie könnte jemals eine Frau küssen. Auch Simone wollte mich am liebsten so bald wie möglich sehen. Und so fuhr ich bereits spontan am nächsten Tag nach Gütersloh.

Als wir uns sahen, war ohne ein Wort klar, dass wir ab jetzt ein Paar sein würden. Wir machten einen langen Spaziergang und redeten und redeten. Es war toll. Aufregend. Nun waren Simone und Simone also zusammen. Kitschig, ich weiß, aber so war es und ist es noch heute. Simone hat mir später einmal erzählt: »Als ich dich gesehen habe, wie du aus dem Auto ausgestiegen bist, da wusste ich es schon.« Mir war es genauso gegangen.

Am gleichen Abend schlief ich bei ihr und mit ihr, und es war alles wie in einem Traum. Ich war verliebt bis über beide Ohren, und wir schwebten auf einer rosa Wolke durch Gütersloh. Ich holte meinen Tennisschläger wieder raus und war fasziniert davon, dass jemand so gut mit einem Ball und einem Schläger umgehen konnte. Meine Schwester grinste sich einen …

Simone hat einen Sohn, dieser reagierte völlig entspannt auf mich. Er fand mich super nett, backte mit mir Waffeln und erklärte mir stundenlang mit einer Engelsgeduld alles Mögliche über Computer, von dem ich maximal die Hälfte verstand. Es war also alles geritzt. Bald entschied ich auch, dass ich in meine Heimat zurückziehen würde, denn wir wollten Simones Sohn nicht aus der Schule und seinem Freundeskreis katapultieren. So kam ich wieder heim.

Wieder ein Umzug, wie schon so oft. Aber ich mag es ja, umzuziehen. Nach einem Umzug ist immer alles so herrlich frisch. Wie ein früher Morgen, wenn der ganze Tag noch vor einem liegt. So war es auch dieses Mal. Nur dass ich diese Stadt bereits kannte. Na ja, oder auch nicht.

Gütersloh hatte sich verändert. Es war größer und viel bebauter geworden. Und fremd. Ich hatte zum ersten Mal in meinem Leben Heimweh. So oft schon war ich umgezogen, und jedes Mal hatte ich innerhalb von wenigen Tagen Menschen kennengelernt, Freunde gewonnen. Nur in meiner alten Heimat, da gelang mir das nicht. Niemand wollte sich mit mir treffen und wenn, dann nur mal auf einen Kaffee, niemals bei sich zu Hause. »My home is my castle«, hatte Oliver früher oft zynisch gesagt, wenn seine Eltern nicht wollten, dass seine Freunde ihn besuchten. Genauso fühlte es sich jetzt, gute dreißig Jahre später, für mich an, in dieser westfälischen Stadt.

Meine Familie lebte hier. Mein Vater, meine Schwester, mein Bruder – alle keine fünfzig Kilometer entfernt und doch meilenweit von mir, von meinem Leben weg. Alle begrüßten mich herzlich »back home«, aber jeder lebte sein Leben. Ich hatte entschieden, zu gehen und nun konnte ich nicht erwarten, dass alle ihr eigenes Leben stehen und liegen ließen und sich nur noch mit mir trafen und beschäftigten. Das war mir schon klar, aber die ersten Monate in der alten Heimat waren trotzdem sehr hart. Und so packte ich noch ein letztes Mal meine besten Freunde aus: die Rasierklingen. Ich hatte Simone davon erzählt, sie hatte interessiert und verständnisvoll reagiert. Aber etwas hören und etwas selbst miterleben – dazwischen liegen Welten. Sie versuchte, mich zu verstehen, aber sie konnte und wollte damit nicht umgehen. Eines Tages, nachdem meine Arme wieder völlig zerschnitten waren, sagte sie die schlimmsten und schönsten Worte: »Ich kann das so nicht.« Sie beendete unsere Beziehung nicht, und sie machte mir keine Vorwürfe. Sie kritisierte mein verrücktes Verhalten nicht. Sie tat gar nichts dergleichen. Sie sagte nur fünf Worte, und die trafen mich bis ins Mark, veränderten alles. Ich wusste, wenn ich möchte, dass Simone und ich miteinander alt werden, MUSSTE ich damit aufhören.

Ich hatte mich von meiner Magersucht verabschiedet. Ich hatte mich von meinen Depressionen verabschiedet. Und ich wollte auch, dass das so bleibt. Das Erste und Letzte meines KRANKEN Lebens aber hatte ich noch nicht loslassen können und wollen. Nun war es also soweit, auch diesen traurigen, schrecklichen, dramatischen Teil meines Ichs zu verabschieden. Das letzte Borderline-Puzzlestück abzugeben, wollte ich das wirklich? Und wenn ja, wie sollte ich das hinbekommen?

Mir fehlte die Strategie, aber ich wollte auf keinen Fall noch eine Therapie machen. Therapien und Coachings hatten mich fast mein ganzes Leben hindurch begleitet, ich wollte das nicht mehr. Bitte nicht. Ich wollte endlich Ruhe vor diesem Thema haben, ich wollte nicht mehr die kranke Simone sein. Ich wollte meine Partnerin nicht verlieren, und ich wollte gesund sein. Ein gesunder Mensch. Ein ganz normaler Stino. Stinknormal. Aber ich war ratlos, wie das gehen sollte. Dann aber sagte Simone eines glücklichen Tages zu mir: »Weißt du was, so ein kleiner, süßer Welpe, das könnte ich mir doch vorstellen, glaube ich.«

»Waaaaaas?«, rief ich ungläubig aus.

»Naja, ich merke ja, dass dir ein Hund fehlt.« Mehr sagte sie dazu nicht.

Ich war baff. Und fast erschrocken, wie gut mich meine Partnerin kannte und wie viel sie über meine geheimen Gedanken wusste. Ich hätte niemals laut ausgesprochen, dass ich mir wieder einen Hund wünschte. Aber warum einen Wunsch hochkommen lassen, der doch niemals erfüllt werden konnte? Denn Simone hatte ziemliche Angst vor Hunden, das wusste ich. Also hatte ich mir jegliches Leben mit einem Fellwesen an meiner Seite abgeschminkt. Und nun das. Tränen traten mir in die Augen. Ach du Scheiße, auch das noch! Ich weinte doch vor niemandem, nicht mal vor meinem Spiegelbild. Ich räusperte mich und holte mir ein Glas Wasser aus der Küche, um die Tränen schnell zu verstecken. Aber der Samen war gesät. Oh Mann, wieder eine Fellnase an meiner Seite!

Mable

Wir schauten uns verschiedene Rassen an. Für mich war klar, dass es ein Golden Retriever werden würde. Aber ich wollte nicht über Simones Kopf hinweg entscheiden. Der Golden Retriever ist eine der freundlichsten Hunderassen, die es gibt. Und unser Hund musste hell, freundlich, friedlich und tiefenentspannt sein, das war mir klar. Simone gefiel mein Vorschlag, und so suchten wir im Internet nach Züchtern. Keine fünf Minuten später wurden wir fündig und konnten es gar nicht glauben: ein Züchterteam aus Gütersloh! Wie geil war das denn! Dann schauten wir nach der Adresse.

»Irgendwie kommt mir der Straßenname bekannt vor«, überlegte ich.

»Ja, und weißt du auch warum?« Simone grinste über das ganze Gesicht.

»Was hast du? Was ist mit dieser Straße?«, fragte ich misstrauisch ob ihres Grinsens.

»Diese Straße ist direkt hier bei uns um die Ecke.«

»Waaaaass?«, schrie ich freudig. Das war absolut genial. Ich würde den Züchtern mächtig auf die Nerven gehen. Ich würde so oft und so lange wie möglich bei den Welpen sein wollen und sie beobachten wie wild. Mein Hundetrainerinnen-Herz erwachte, ich war voller Neugier und Vorfreude auf den Wurf – Welpen und das erste Lebensjahr waren immer mein Schwerpunkt gewesen. Ich sprang auf und drückte Simone so fest ich konnte.

»Danke, Hase. Tausend, tausend Dank für deine Offenheit. Für deinen Mut. Dass du dich auf ein Lebewesen einlässt, vor dem du eigentlich Angst hast.«

»Hey, hey, du erdrückst mich ja«, wehrte sie sich. »Und noch haben wir ja gar keinen Hund.«

»Noch nicht, aber ganz bald«, gab ich glücklich zurück und wusste, das meine Worte wahr werden würden.

Ich rief bei den Züchtern an und erfuhr, dass die zukünftige Mama bereits schwanger war. Hui, das würde schnell gehen. Wir hatten uns den Zeitpunkt, an dem ein Welpe möglich war, ganz genau ausgerechnet und organisiert. Denn dafür würden wir Urlaub nehmen müssen, erst ich, dann beide, dann Simone. Nur so kann ein Welpe optimal aufwachsen und erzogen werden. Aber wir hatten deutlich später damit gerechnet und wussten nicht, ob sich unsere Urlaube vorziehen ließen. Wider alle Vernunft sagten wir den Züchtern zu und Simones Sohn erklärte sich bereit, in den ersten Wochen bei Mable zu bleiben, wenn wir arbeiten waren. Mable, ja genau, so sollte sie heißen, das hatten wir alle drei schnell und einstimmig entschieden. Du hast Mable bereits gesehen, als du dieses Buch gekauft hast. Sie ist vorne drauf. Meine Zuckerschnute, meine Schmusi, meine weltbeste Mitarbeiterin.

Wir hatten Glück und gefielen den Züchtern, und das beruhte auf Gegenseitigkeit. Sie sprachen sehr leise mit ihren

Hunden (sie hatten zwei Hündinnen), und das beeindruckte mich sehr.

So wurde es also Realität: Ich, Simone Isenberg, sollte wieder einen Hund haben. Welch ein Glück, ich war so dankbar, so voller Vorfreude! Mir fiel auf, dass ich in meinem früheren Leben selten dankbar gewesen war. »Das hast du nie gefühlt, Simone«, sagte ich zu mir selbst. »Dich hat es wütend gemacht, wenn du dankbar sein solltest.« Ich konnte immer nur das Negative sehen, das, was schlecht lief. Nie konnte ich wahrnehmen, was ich im Leben doch alles hatte, wofür man dankbar sein kann. »Für was denn dankbar?«, habe ich mich immer gefragt. »Dafür, dass ich jeden Tag hasse? Für ein Leben im Leid? Für täglichen Kampf?«

Aber diese schwarzen Gedanken gehörten der Vergangenheit an. Darüber war ich unendlich dankbar. Über mein neues Leben war ich dankbar. Eine angenehme Anstellung in einem Fitnessstudio, ein Arbeitsweg von 300 Metern. Nette Kunden, eine tolle Frau an meiner Seite, Gesundheit. Es gab so vieles, wofür ich dankbar sein konnte. Das hatte es immer schon gegeben, aber ich hatte es früher nicht sehen können. Heute bin ich in der Lage dazu, das Geschenk meines Lebens zu sehen und dafür dankbar zu sein.

»Und dann kam Mable und wenn sie nicht gestorben sind …«, könntest du jetzt vielleicht denken und mir auch nicht wirklich glauben, dass sich mein Leben so mir nichts, dir nichts um 180 Grad gewendet haben soll. Und du hast recht. Das hat es ja auch nicht. Von meinem ersten Schneiden mit acht Jahren bis zu diesem Zeitpunkt sind über vierzig Jahre vergangen. vierzig Jahre voller Leben, Leid und Liebe. Voller Drama, Kampf und Hoffnungslosigkeit. Voller Bewegung, Veränderung, Entwicklung. Gefüllt mit Begegnungen von Menschen, die mir nicht gutgetan haben, und anderen, die mir sehr gutgetan haben. Gefüllt mit weit über zwanzig Umzügen, unendlich vielen Orten und Erlebnissen und schließlich meiner Heimkehr. Eine Heimkehr in meine Geburtsstadt, eine Metapher für meine Heimkehr zu mir selbst. Ein Hund hatte mein Leben maßgeblich beeinflusst. Eine schwarze, freche Töle hatte mein Leben so sehr umgekrempelt, dass ich in der Lage war, meinen Lebensweg zum Guten zu wenden. Und nun würde es wieder eine Fellnase in meinem Leben geben. Was würde diese Fellnase maßgeblich beeinflussen? Würde mir wieder ein Hund helfen, diesmal beim Verabschieden von den Rasierklingen?

Als Mable bei uns einzog, war sie acht Wochen alt. Sie war der süßeste kleine Eisbär auf der ganzen Welt. Und sie zu erziehen war eine Offenbarung. Hatte Candy mich stets herausgefordert und nachgefragt, ob ich auch wirklich meine, was ich sage, akzeptierte Mable alles, was ich auch nur vorschlug. Kein lautes Wort war nötig, sie setzte so locker alles um, was ich wollte, dass es mir fast unheimlich war. Ich rief Alex an. Wir plauschten. Dann sagte ich: »Weißt du was? Es ist mir schon unheimlich, wie gut Mable auf mich hört. Ich kann sie in der Siedlung einfach frei laufen lassen. Sie hört einfach immer und auf alles, was ich sage. Ist das nicht verrückt?«

Ich konnte Alex am anderen Ende grinsen sehen, als sie sagte: »Vergiss nicht, du bist Hundetrainerin. Du erkennst in Ansätzen, was schiefgehen könnte, und verhinderst es, bevor es überhaupt geschieht.« Stimmt. Ich war Hundetrainerin. Da hatte sie recht.

Den größten Teil der Erziehung übernahm ich, aber Simone trainierte auch mit Mable, genoss diesen kleinen »Fuchur« und erfreute sich an meiner Freude.

Seit dem Tag, an dem Mable bei uns eingezogen ist, habe ich keine Rasierklinge mehr in der Hand gehabt. Verrückt? Ja, das ist es, aber so wahr ich hier sitze, so ist es. Und so wird es für alle Zeiten bleiben.

Mein Leben mit Mable ist ein ganz anderes als das mit Candy. Candy war ein Draufgänger. Erst handeln, dann nachdenken, war ihre Devise. Mable ist das Gegenteil von Kamikaze-Candy. Sie ist vorsichtig, höflich, zurückhaltend. Mable musste ich das Anspringen und Anrempeln von Menschen nicht abgewöhnen, denn sie hat es kein einziges Mal versucht. Candy dagegen war ein Haudegen, und ich hatte alle Hände voll damit zu tun, zu verhindern, dass sie mich blamierte. Wenn ich sagte: »Lass es«, dann hat sie es erst recht gemacht. Bei Mable muss ich es nur denken und dann stoppt sie ihre Überlegungen schon.

Candy war schwarz, Mable ist weiß, so wie mein Denken lange Zeit. War ich damals in der Schwarz-Phase, so bin ich jetzt in der Weiß-Phase. Candy hat mich gefordert, damit ich lernte, Grenzen zu setzen, mir klar darüber zu sein, was ich wollte. Mable dagegen ist so lieb, dass ich sie dazu auffordere, auch mal frech zu sein, aus sich herauszukommen. Ich liebe meinen kleinen, gelassenen Eisbären.

Ich habe wieder die Verantwortung für ein Lebewesen übernommen, aber diesmal nicht aus einer Bedürftigkeit heraus, sondern aus Freude. Wir Hundebesitzer brauchen alle unsere Hunde, machen wir uns da mal nichts vor. Sie erfüllen unsere tiefsten Wünsche und Bedürfnisse, derer wir uns oft selbst nicht bewusst sind.

Wenn ich an Mable denke, quillt mein Herz über vor Liebe. Sie ist so sehr meine zweite Hälfte, dass es manchmal weh tut vor Freude und Glück. Meine Nähe zu Mable ist grenzenlos. Es gibt nichts, was mich an ihr ekelt. Bei Menschen ist das ganz anders. Nähe zu anderen Menschen macht mich immer noch nervös. Irgendwo ist da immer der Gedanke, ich könnte schlecht riechen oder sie könnten mich unangenehm finden. Wenn ein Mensch gut riecht oder gar nach einem tollen Parfüm duftet, kann ich das genießen, aber ich ekle mich auch sehr schnell. Es fühlt sich für mich nicht gut an, anderen Menschen nah zu sein. Mable aber möchte ich am liebsten immer ganz nah bei mir haben. Mable gibt mir in vielen Situationen Sicherheit. Ich fasse sie überall an und ich habe niemals Sorge, dass sie mich dabei unangenehm findet. Selbst wenn sie finden sollte, dass ich stinke (mein Parfüm ist nämlich nicht Katzenkacke oder Pferdeapfel), weiß ich, dass sie mich trotzdem uneingeschränkt liebt. Ob ich frühmorgens verschlafen in Unterbuxe durch die Wohnung torkele oder frisch gestylt und voller Tatendrang, Mable liebt mich. Wir gehören zusammen. Das ist einfach so. Wir stellen es beide niemals infrage.

Bei Menschen ist das etwas anderes. Sie kommen in mein Leben und sie gehen auch wieder. Aber Mable wird nur dann gehen, wenn sie dieses Leben verlässt. Das ist ein so unbeschreiblich schönes Gefühl. Jemanden an meiner Seite zu haben, der mich einfach liebt und bei mir bleibt, komme, was wolle. Ich hatte schon viele Partner, ich war verheiratet, aber alle sind wieder weitergezogen, ich bin weitergezogen. Mit einigen ehemaligen Partnern bin ich noch befreundet, andere wollten keinen weiteren Kontakt mehr. Aber sie alle vereint, dass ihre Nähe nicht verlässlich ist. Aber die Nähe zu Mable, die ist verlässlich. Bis dass der Tod uns scheidet. Dieses Versprechen, diese Sicherheit, Lebenssicherheit. Die Menschen können kommen und gehen, solange ich nur Mable habe.

Borderliner-Persönlichkeiten sind instabil, so heißt es in der Literatur. Meine Hunde haben mir geholfen, stabil zu werden, weitere Lebenserfahrungen haben ihr Übriges dazu beigetragen. Heute, gute 30 Jahre nach meiner Diagnose, kann ich behaupten, nun bin ich stabil. Ich habe es geschafft. Ich kann mich auf mich selbst verlassen. Dank meiner wunderbaren tierischen Freunde.

Simone hat oft zu mir gesagt: »Zuallererst kommt Mable, erst dann ...« Und sie hat recht.

Ich habe mich von so vielen schädigenden Dingen verabschieden können, aber nicht alles ist verschwunden. Ich denke, ich werde niemals einen Menschen so nah an mich heranlassen wie meinen Hund. Mable ist einfach immer an meiner Seite. Simone und Mable. Mable und Simone. Simone und Mable kommen. Simone und Mable haben ... Kommt dir das bekannt vor? Ja, genau, diese Symbiose hatte ich mit Candy ebenfalls. Ich kann eine so intensive Nähe mit Mable leben, wie ich es mit keinem Menschen konnte. Simone weiß das. Sie kennt meine Geschichte. Und bleibt trotzdem an meiner Seite. Ich wiederum kenne ihre Geschichte – und bleibe an ihrer Seite. Simone respektiert meine Nähe zu Mable, es ist zur Selbstverständlichkeit geworden.

Und nicht nur das: Simone erfuhr durch Mable, wie bereichernd es sein kann, einen Hund an seiner Seite zu haben. Ich staunte nicht schlecht, als sie eines Tages sagte: »Ich will einen Hund.«

»Hä? Du hast doch einen.«

»Ich will aber einen eigenen. Meinen Hund. Mable ist dein Hund.«

So zog Küwi bei uns ein, eine Havaneser-Malteser-Mix-Dame. Seither ist unser Blondinen-Quartett komplett. Wir sind ein starkes Team. Ein bärenstarkes. Ein eisbären-starkes.

Irgendwann reifte in mir der Gedanke, dass ich auch wieder beruflich mit Hunden zu tun haben möchte, dass das meine Berufung ist. Und so habe ich meine eigene Hundeschule gegründet. Mit Mable als Assistentin. Mit meiner Frau Simone arbeite ich auch zusammen: Wir haben gemeinsam ein Programm zur Schmerzfreiheit für den Rücken entwickelt und gehen darin völlig auf. Auch die Kombination ist aus Freude entstanden. Sport ist noch immer ein Teil meines Lebens. Aber er ist keine Sucht mehr, sondern bereitet mir Freude und hält mich fit. So ist »Sport mit Hund« ebenfalls mein privater und beruflicher Begleiter. Mein Leben ist ausgefüllt und erfüllt. Freude statt Drama.

Wieder einmal hilft es mir sehr, dass ich neugierig auf andere bin, auf Menschen und Hunde. Und dass ich mich gut in andere hineinversetzen kann, weil ich selbst schon so viel durchgemacht habe. Bei meiner täglichen Arbeit merke ich zudem, wie wichtig Hunde nicht nur für mich sind, sondern was sie für uns Menschen bedeuten können. Wie sie uns helfen können. Ich erlebe dabei Unglaubliches.

Neulich waren Mable und Küwi einige Tage bei Freunden in Pension. In dieser Zeit waren alle Beteiligten viel glücklicher als sonst. »Es wurde viel mehr gelacht«, sagte meine Bekannte, Elisabeth. »Die beiden sind uns ans Herz gewachsen.« Als wir sie abholten, hatte der Nachbarsjunge Tränen in den Augen und wollte Küwi nicht gehen lassen. »Er ist fast bei uns eingezogen«, schmunzelte meine Bekannte. Und als ich wieder zu Hause war, hatte ich bereits eine Nachricht von ihr auf dem Handy. »Ich vermisse die beiden jetzt schon. Ich bin richtig traurig« stand da. Und dann noch ein Bild mit einem Schriftzug: »A home without a dog is just a house.« Wir Menschen brauchen Hunde. Elisabeths Worte sind der beste Beweis.

Dass ein Hund nicht einfach nur ein netter Spielgefährte ist, wird mir fast täglich in der Hundeschule vor Augen geführt. Nicht nur ich wurde von meinen Fellnasen verändert und geprägt, das geht vielen Menschen so – auch wenn sie das nie erwarten würden.

Ich habe eine Kundin im Training, die depressiv ist. Alles, was sie mir erzählt, kann ich ganz genau nachvollziehen. »Simone«, gestand sie mir erst in der letzten Stunde, »ohne meine Leika würde ich nicht mehr aus dem Bett aufstehen. Sie ist der Grund, warum ich es trotzdem jeden Tag aufs Neue wieder schaffe, aus dem Bett rauszukommen und nach draußen zu gehen.« Kannst du dir vorstellen, wie tief dieser Hund ihre Seele berührt? Ihr Hund gibt ihr die Kraft, am Leben zu bleiben und nicht lebendig tot zu sein.

Es ist genau wie damals bei meiner Candy: Hunde können einen so sehr für sich einnehmen, dass wir einen Grund sehen, weiterzuleben – auch wenn wir gerade am liebsten nicht mehr am Leben wären. Immer wieder bin ich verblüfft, welche Geschichten sich mir in meiner Hundeschule offenbaren, obwohl ich ja weiß, was Fellnasen in uns bewirken können.

Ein Mensch-Hund-Team, das ich betreue, erinnert mich ganz stark an Candy und mich damals. Beate kommt regelmäßig mit ihrer Schäferhündin zu mir ins Training. Die Hündin heißt Bärbel – ihr Name ist amüsant, aber für Beate ist gerade nichts amüsant. Bärbel ist frech wie Rotz zu ihr, kein Jahr alt und tanzt ihr bereits auf dem Kopf herum. »Simone, ich flippe aus«, beschwert Bärbel sich regelmäßig, und ich schmunzele dann in mich hinein. »Jetzt hat sie mir schon wieder mein Abendbrot vom Tisch geklaut.« Beate ist ein sehr lieber Mensch. Und genau das wird ihr mit Bärbel zum Verhängnis. Bärbel wünscht sich Klarheit, Regeln, Ordnung. Aber Beate schafft das nicht. Für Beate ist es an der Zeit, klarer zu werden, für sich selbst einzustehen, Verantwortung für sich selbst zu tragen. Das schafft sie in ihrem Leben nicht, das schafft sie mit Bärbel nicht. Ihre Hündin spiegelt ihr jeden Tag aufs Neue: Wenn du nicht klar bist, tanze ich auf deinem Kopf Polka. Sie ist keine freche Persönlichkeit, sondern führungslos. Sie sucht diese Klarheit.

Candy hat damals auch Klarheit gesucht. Ich habe ihr keine Grenzen gesetzt, weil ich dazu nicht in der Lage war. Heute bin ich es, und so hat Mable von Anfang an eine klare Richtung gehabt. Das macht unser Miteinander so entspannt. Aber Beate ist gerade mittendrin in diesem Prozess, den Bärbel für sie angestoßen hat. Beate hat eine kleine, feine Firma mit fünf Mitarbeitern. Alle miteinander tanzen ihr auf der Nase herum. Sie beschwert sich oft über sie. Und dann schmunzele ich und frage: »Siehst du eventuell einen Zusammenhang zu Bärbels Verhalten?« Beate geht langsam ein Licht auf und wir üben weiter mit Bärbel. Wenn es gut läuft, kann Beate das, was sie mit ihrem Hund trainiert, auch auf ihr restliches Leben anwenden.

Natürlich bin ich keine Therapeutin, nicht für Hunde und für Menschen schon gar nicht. Aber oft reicht es schon, diese

Verbindungen aufzudecken, die man mit gesundem Menschen- und Hundeverstand eben sieht. Und wie gesagt, meine Vergangenheit hilft mir sehr dabei, Beziehungen und Dynamiken einzuschätzen. Das macht mich stolz und es fühlt sich ganz wunderbar an, helfen zu können.

Bei meiner Arbeit als Hundetrainerin lerne ich unglaublich viele Lebensgeschichten kennen und bin ganz nah an den Menschen dran. Das macht meine Arbeit für mich so wertvoll. Manche meiner Kunden sind Rentner und blicken auf ein langes, ereignisreiches Leben zurück. Wenn sie mir davon erzählen, lausche ich gebannt. Einige Kunden haben große Firmen und eine enorme Lebensweisheit – eine faszinierend neue, andere Welt für mich.

Manchmal bekomme ich auch sehr traurige Geschichten hautnah mit. So wie bei einem jungen Kundenpaar, Silke und Peter. Beim Erstgespräch stellten sie mir ihre Labradorhündin Henriette vor. Ein quirliger, herrlich frech-fröhlicher Welpe. Alles lief zunächst prima, sie konnten meine Tipps gut nachvollziehen. Henriette war toll und die beiden setzten auch alles prima um. Bei der vierten Stunde kam das Herrchen alleine, und ich dachte mir nichts dabei. Es war ein regnerischer Tag, nicht das schönste Wetter, um sich stundenlang draußen im Wald aufzuhalten.

»Na, drückt Silke sich bei diesem Wetter?«, frage ich Peter schmunzelnd.

»Nicht ganz«, antwortete er mir mit ungewohntem Ernst. »Aber gut, dass du das ansprichst, Simone. Denn ich muss dir noch was sagen.« Und dann erzählte er mir, dass Silke Krebs habe und die Aussichten hundsmiserabel seien. »Sie hat gerade eine richtig gute Phase«, berichtete Peter. »Aber heute, bei dem Wetter, ist es zu gefährlich, dass sie sich was wegholt.« Das konnte ich gut nachvollziehen, sofort fühlte ich mit dem netten Paar mit. »Ein Hund war immer ihr Traum. Wir haben lange überlegt, ob wir uns gerade jetzt einen Welpen holen sollen. Aber ich wollte unbedingt, dass sie ihren Lebenstraum noch erfüllt bekommt, bevor sie diese Welt verlässt.« Er hatte Tränen in den Augen, als er das sagte – und ich auch. »Simone«, sagte Peter leise. »Silke ist so glücklich mit Henriette. Ich bin unglaublich froh, dass wir es gewagt haben, sie zu uns zu holen. Silke lebt richtig auf. Henriette gibt ihr Kraft und morgens einen Grund, aufzustehen. Sie nimmt wieder am Leben teil. Sie hatte sich schon aufgegeben. Aber als ich mit Henriette aufgetaucht bin, da hat sich alles verändert.«

»Welche Prognose hat sie?«, frage ich Peter.

»Ein halbes Jahr noch, vielleicht mehr.«

Silke war zum Zeitpunkt unseres Gesprächs keine vierzig Jahre alt. Ihre Geschichte war traurig, aber auch irgendwie wunderschön. Es war eine Geschichte über die Liebe. Und darüber, was uns unsere Hunde jeden Tag geben. Nach einem Jahr Training war aus Henriette eine wohlerzogene, junge Dame geworden. Ihr Frauchen lebte noch immer und wollte unbedingt weiterleben, denn sie wollte ihre Henriette begleiten und um sich haben. Täglich lachte sie über diesen lustigen, fröhlichen Hund und täglich sorgte sie so gut sie konnte für sich selbst, um noch lange für Henriette da sein zu können.

Es gab Hundestunden, da lag Silke im Garten auf einer Liege und sah uns zu, wie wir mit Henriette übten. Bleich und kraftlos, aber immer mit einem Grinsen im Gesicht. Zwischendurch rannte Henriette zu ihr rüber, holte sich einen Streichler von Silke ab, und weiter ging's.

Diese Stunden waren sehr persönlich. Wenn ich solche Stunden erlebe, bin ich zutiefst dankbar. Ich freue mich sehr darüber, dass mir Menschen so vertrauen, dass ich so tolle Menschen kennenlerne und miterleben darf, wie sie und ihre Hunde aufblühen. Ich habe viel erlebt, viel genommen und viel bekommen. Nun drehe ich den Spieß um: Ich gebe. Ich lehre, ich coache und motiviere. Ich gebe meine positive, starke Energie weiter. Ich helfe Menschen und Hunden und bin mir sicher, ich werde noch viele tolle, schöne, lustige und auch traurige, ergreifende und dramatische Lebensgeschichten von Menschen und Hunden miterleben dürfen. Ich bin bereit.

Simone und ich gehören zusammen und arbeiten zusammen, aber wir wohnen nicht zusammen. So ist es eben richtig für uns. Ich lebe in einer kleinen Wohnung mitten in einem Hotel. Es ist Teil eines umgewidmeten Klosters mit Marktplatz, vielen alten Gebäuden, gebaut aus dicken Steinen, hunderte von Jahre alt. Ich liebe es. Simone wohnt in Gütersloh, sie mag es städtischer. So haben wir eine Stadtwohnung und einen Landsitz und genießen unser freies, gemeinsames Leben.

Wenn ich heute auf mein bisheriges Leben zurückblicke, dann staune ich nicht schlecht. Alles, was ich dir aufgeschrieben habe, ist wahr. Und viel. Ich habe viel erlebt, sowohl äußerlich als auch innerlich. Borderline gehört meiner Vergangenheit an. Niemand hat mir attestiert, dass ich nun keine Borderlinerin mehr bin. Aber ich weiß, dass es so ist, und das genügt. Ich habe viele Gefühle meiner Vergangenheit noch immer, aber Schneidedruck und Wut und Hass auf mich selbst gehören nicht mehr dazu. Ich habe meistens gute, manchmal auch schlechte Laune, aber unberechenbare Stimmungsschwankungen sind nicht mehr dabei. Ich haue nicht mehr gegen Wände, ich nutze keine Rasierklingen mehr in rasender Wut gegen mich selbst, sondern inzwischen passe ich auf mich auf. Wenn es mir nicht gut geht, ist das nicht mehr der Startpunkt dafür, gegen mich selbst vorzugehen, sondern jetzt überlege ich mir, was ich mir Gutes tun kann. Das ist im Inneren ein völlig anderes Leben als früher.

In meinen Unternehmen unterstütze ich andere. So wie mich Therapeuten, Coaches, meine Familie, Partner und Freunde in all den Jahren unterstützt haben, so tue ich es heute andersherum. Meine Krankheit ist nun mein allerbester Unterstützer, denn ich kann viele Gefühle meiner Kunden verstehen. Ich kann mich in fast jeden Menschen und Hund hineinversetzen, denn ich habe fast alles ebenfalls erlebt. Meine Krankheit, mein größter Feind, ist somit zu meinem besten Freund geworden, und auch dafür verspüre ich heute Dankbarkeit. Ohne Borderline hätte ich niemals die Empathie, die ich heute habe. Ohne Borderline hätte ich heute nie die Gewissheit, dass selbst schlimmste Gefühlszustände gut werden können. Ohne meine Erfahrungen hätte ich niemals den Mut, mit dem ich heute durchs Leben gehe.

Diesen Mut, liebe Leserin und lieber Leser, den wünsche ich dir ebenfalls. Gib nicht auf. Niemals. Nie.

Deine Simone und Mable

Danksagung

Mein allergrößter Dank gilt meiner Frau, die mich in der Zeit, in der ich dieses Buch geschrieben habe, öfter ab- als anwesend erlebt hat. Stets hat sie es ganz gelassen hingenommen. Danke dafür, mein Schatz.

Meine Lektorin Iris hat mich über all die Monate des Schreibens unterstützt. Egal, ob per Telefon, virtuellem Call, Handy oder Sprachnachricht – ich hatte viele Wege, um ihr währenddessen auf die Nerven zu gehen, aber ihre Geduld war schier grenzenlos und extrem angenehm. Danke Iris für deine Empathie und unsere grandiose Zusammenarbeit.

Ariane, auch dir ein ganz herzliches Dankeschön für die top Zusammenarbeit. Deine stets freundliche Art tut sehr gut.

Ich bedanke mich bei allen Mensch-Hund-Teams, die ich kennenlernen durfte. Sie haben nicht nur stets mein Wissen erweitert, sondern mir auch die unendliche Vielfältigkeit von Hunde- und Menschen-Persönlichkeiten gezeigt. „Jeder Jeck ist anders", wie man in Köln so schön sagt, und das gilt für alle Hunde, für alle Menschen und alle Mensch-Hund-Teams.

Ich danke Martin, meinem Mentor und Freund. Danke für die folgenreiche Cabrio-Fahrt, danke für viele tolle Gespräche, danke für die witzige WG und danke für eine wunderbare, spannende Zeit.

All die Menschen, die aus meinen getippten Zeilen dieses Buch gemacht haben, kenne ich nicht. Somit möchte ich ihnen unbekannterweise danken. Gemeinsam ist ein Werk entstanden, das Menschen Mut machen soll, ihren Weg zu gehen, durchzuhalten, dranzubleiben und die Veränderungen des Lebens bewusst zu spüren und zu genießen.

Über die Autorinnen

Simone Isenberg ist Hundeexpertin mit Leidenschaft. Seit 1998 ist sie als Trainerin aktiv, viele Jahre davon in enger Kooperation mit Martin Rütter. Mittlerweile leitet sie in Ostwestfalen ihre eigene Hundeschule, wo sie ihre langjährige Trainer-Erfahrung mit ihren Schülern und Kunden teilt. Immer an ihrer Seite: Golden Retriever Dame und Vorzeige-Mitarbeiterin *Mable*.

Iris Rinser arbeitet seit über 15 Jahren als Lektorin. Seit 2019 kümmert sie sich als freie Redakteurin, Texterin und Ghostwriterin darum, dass besondere Bücher für besondere Leser entstehen.

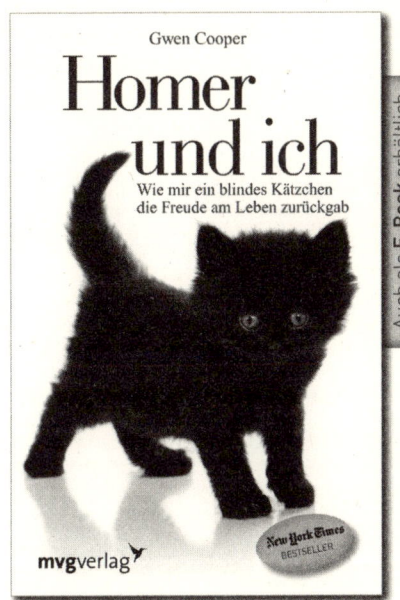

336 Seiten
9,99 € (D) | 10,30 € (A)
ISBN 978-3-86882-489-6

Gwen Cooper
Homer und ich
Wie mir ein blindes
Kätzchen die Freude
am Leben zurückgab

Das Letzte, was Gwen Cooper wollte, war noch eine Katze. Zwei hatte sie schon, außerdem einen schlecht bezahlten Job und ein gebrochenes Herz. Doch in Homer, ein vier Wochen altes, blindes Kätzchen, verliebt sie sich auf der Stelle. Das Katzenbaby wächst zum Lebenselixier für Gwen heran. Es erweist sich als ein regelrechter Lehrmeister fürs Leben und versöhnt Gwen sogar mit der Liebe ...

mvgverlag